W0256129

ISBN 978-3-662-27413-2   ISBN 978-3-662-28900-6 (eBook)
DOI 10.1007/978-3-662-28900-6

Das   **„Archiv für klinische Chirurgie"**

erscheint nach Maßgabe des eingehenden Materials zwanglos, in einzeln berechneten Heften, von denen etwa 4 einen Band bilden.

Der Autor erhält einen Unkostenersatz von RM 20.— für den 16seitigen Druckbogen, jedoch im Höchstfalle RM 40.— für eine Arbeit.

Es wird ausdrücklich darauf aufmerksam gemacht, daß mit der Annahme des Manuskriptes und seiner Veröffentlichung durch den Verlag das ausschließliche Verlagsrecht für alle Sprachen und Länder an den Verlag übergeht, und zwar bis zum 31. Dezember desjenigen Kalenderjahres, das auf das Jahr des Erscheinens folgt. Hieraus ergibt sich, daß grundsätzlich nur Arbeiten angenommen werden können, die vorher weder im Inland noch im Ausland veröffentlicht worden sind, und die auch nachträglich nicht anderweitig zu veröffentlichen der Autor sich verpflichtet.

Bei Arbeiten aus Instituten, Kliniken usw. ist eine Erklärung des Direktors oder eines Abteilungsleiters beizufügen, daß er mit der Publikation der Arbeit aus dem Institut bzw. der Abteilung einverstanden ist und den Verfasser auf die Aufnahmebedingungen aufmerksam gemacht hat.

Die Mitarbeiter erhalten von ihrer Arbeit zusammen 40 Sonderdrucke unentgeltlich. Weitere 160 Exemplare werden, falls bei Rücksendung der 1. Korrektur bestellt, gegen eine angemessene Entschädigung geliefert. Darüber hinaus gewünschte Exemplare müssen zum Bogennettopreise berechnet werden. **Mit der Lieferung von Dissertationsexemplaren befaßt sich der Verlag grundsätzlich nicht;** er stellt jedoch den Doktoranden den Satz zur Verfügung zwecks Anfertigung der Dissertationsexemplare durch die Druckerei.

Manuskriptsendungen werden erbeten an

Professor Dr. O. Nordmann,
Berlin-Grunewald, Caspar-Theyss-Str. 27—29.
Chirurg. Abt. des Martin Luther-Krankenhauses.

Springer-Verlag OHG.

Fortsetzung des Inhaltsverzeichnisses auf der III. Umschlagseite.

(Aus der Chirurgischen Klinik der Hansischen Universität zu Hamburg.
Direktor: Professor Dr. *G. E. Konjetzny*.)

Die sog. Endangitis obliterans und unsere Erfahrungen mit der lumbosacralen Grenzstrangresektion.

Von

Wilhelm Klostermeyer.

Mit 27 Textabbildungen.

(Eingegangen am 8. April 1941.)

Der ursprünglich pathologisch-anatomische Begriff Endangitis obliterans ist im Laufe der letzten Jahre als feststehende Bezeichnung für ein Krankheitsbild angewandt worden, das klinisch und pathologisch-anatomisch weitgehend geklärt erschien. Wir verstehen darunter eine Erkrankung des arteriellen und venösen Gefäßsystems, die zu schweren ischämischen Störungen durch obturierende und obliterierende Prozesse der Schlagadern im Bereich der befallenen Gliedmaßen oder Organe führt. Die Endangitis obl. befällt hauptsächlich Männer im jugendlichen und mittleren Alter und nur selten Frauen. Sie beginnt klinisch erkennbar vorzüglich zuerst an den unteren Gliedmaßen. Später erkranken nicht selten auch die Gefäße an den Armen, und mitunter tritt eine Beteiligung der inneren Organe und des Gehirns hinzu. Es kann wohl kein Zweifel darüber bestehen, daß sie in Deutschland nach dem Weltkrieg an Häufigkeit zugenommen hat.

Die Endangitis obl. führt an den Extremitäten zu Ernährungsstörungen in den distalen Abschnitten und im fortgeschrittenen Stadium zur sog. jugendlichen Gangrän. Bei Erkrankung der Herzgefäße kommt es zu Rhythmusstörungen, Angina pectoris-Anfällen und zum Herzinfarkt. Sehstörungen, apoplektiforme Insulte und ein mit der multiplen Sklerose zu verwechselndes Krankheitsbild treten bei Befallensein der Gefäße des Gehirns und des Halses auf. Bei Verschluß von Gekröseschlagadern sind wiederholt unklare Darmstörungen und eine Darmgangrän beobachtet worden. Ein großer Teil der Erkrankungen an Endangitis obl. beschränkt sich auf die unteren und oberen Extremitäten. Es dürfte daher angebracht sein, von einer lokalisierten und generalisierten Form der Endangitis obl. zu sprechen. Die generalisierte Form ist klinisch und pathologisch-anatomisch öfter beschrieben und auch von uns beobachtet worden (*Buerger, Jäger, Goecke, Norpoth, Förster* und *Guttmann, Spatz* u. a.). Wir möchten der schon von *Borchard* und später besonders von *Jäger* vertretenen Ansicht, daß es sich bei der Endangitis obl. immer um eine allgemeine Erkrankung des Gefäßsystems handelt, nicht beitreten und mit *Gruber* glauben, daß sie sich in der Mehrzahl der Fälle auf die Gliedmaßen beschränkt.

Die Diagnose der fortgeschrittenen Endangitis obl. an den Extremitäten ist unschwer zu stellen. Sie beruht auf den Zeichen der dauernden schweren Ischämie mit fehlenden peripheren Pulsen. In diesem Stadium treten durch alltägliche Verletzungen Nekrosen an den Zehen oder Fingern auf, die sehr schlecht heilen. Es bilden sich chronische Geschwüre. Oft sind diese der Ausgangspunkt einer Gangrän, deren langsameres oder schnelleres Fortschreiten therapeutisch nicht aufzuhalten ist. Es sind junge kräftige Männer beobachtet worden, und auch wir haben solche mehrfach gesehen, die beide Beine, eine Hand und mehrere Finger der anderen Hand im Verlauf der Erkrankung verloren haben. Der Tod tritt gewöhnlich bei der generalisierten Form durch Herzinfarkt, Apoplexie oder Darmgangrän infolge Verschlusses ausgedehnter Arterienstrecken in diesen Organen ein. Bei Beschränkung der Endangitis obl. auf die Extremitäten sterben die Kranken an interkurrierenden Erkrankungen wie Pneumonie, Lungenembolie, Kachexie usw.

Die Frühdiagnose der Endangitis obl. ist mit viel größeren Schwierigkeiten verbunden. Die Beschwerden der beginnenden Erkrankung sind meistens so geringfügig, daß die Patienten einen Arzt nicht zu Rate ziehen. In diesem Stadium und auch noch später bei Verschluß schon großer Arterienabschnitte wird sie häufig verkannt und mit der Diagnose Rheumatismus, Ischias, statische Beschwerden bedacht und behandelt. Es ist aber unbedingt erforderlich, diese furchtbare Erkrankung möglichst frühzeitig zu erkennen, da nur dann die Aussicht besteht, wenn überhaupt diese Möglichkeit gegeben ist, sie zum Stillstand zu bringen oder beim Fortschreiten eine Gangrän möglichst lange fernzuhalten. Ohne Zweifel werden sich bei frühzeitiger Erkennung mit Feststellung der Ausdehnung der arteriellen Verschlüsse durch Erhebung von bioptischen Befunden auch in pathologisch-anatomischer Hinsicht weitere Fortschritte ergeben. Daß wir heute in der Lage sind, die Endangitis obl. frühzeitig mit klinischen Untersuchungsmethoden und besonders arteriographisch zu erkennen, haben wir vor einiger Zeit in unserer Arbeit „Die Frühdiagnose der Endangitis obl. und die Arteriographie mit Trijodstearinäthylester" gezeigt. Wir haben auch in der Folgezeit den Trijodstearinäthylester zu zahlreichen Arteriographien benutzt. Wir haben weiterhin keine Schädigungen oder Zwischenfälle erlebt und möchten die Arteriographie bei der Endangitis obl. und insbesondere zur Abgrenzung differentialdiagnostisch schwieriger ähnlicher Krankheitsbilder nicht mehr missen. Sie gibt uns ein klares Bild über arterielle Verschlüsse, ihren Sitz und Ausdehnung. Wir werden später noch wiederholt auf die Arteriographie zurückkommen.

Auch heute noch wird die Endangitis obl. mit Vasoneurosen und ganz besonders gern mit der *Raynaud*schen Krankheit verwechselt.

Nach *Lewis* sollte die Bezeichnung *Raynaud*sche Krankheit nur für Fälle von intermittierenden Spasmen der Fingerarterien mit oder ohne Ernährungsstörungen verwandt werden. Die Endangitis obl. ist gekennzeichnet durch pathologisch-anatomisch faßbare obturierende und obliterierende Veränderungen am Gefäßsystem, während man beim Morbus Raynaud organische Gefäßveränderungen nicht findet. Nur nach langem Verlauf sind von *Rieder, Pyro, Sunder-Plassmann* Intimaveränderungen beobachtet worden, die sich nicht von den bei der Endangitis obl. gefundenen unterscheiden lassen sollen. *Lewis* konnte diese Beobachtung bei einem von ihm histologisch untersuchten Fall nicht bestätigen. Ebenso hat *Fontaine* keine Veränderungen der zur Hand führenden Arterien, insbesondere aber nicht die für die Endangitis obl. so charakteristischen arteriellen Unterbrechungen arteriographisch nachweisen können. Da aber bei der Endangitis obl. sich durch Kälteeinwirkung fast immer verstärkte Ischämie mit Blässe und Cyanose an den Händen und Füßen einstellt, so ist die Verwechslung leicht zu erklären. Bei Männern kommt die *Raynaud*sche Krankheit wohl äußerst selten vor. Bei ihnen handelt es sich gewöhnlich um eine Endangitis obl. mit Raynaud-artigen Erscheinungen. Vom Morbus Raynaud werden fast nur Frauen befallen, und zwar ausschließlich die Hände. Die Arterien des Unterarmes sind in der anfallsfreien Zeit immer zu fühlen, während bei der Endangitis obl. an den oberen Extremitäten mit Raynaud-artigen Erscheinungen sich arteriographisch Verschlüsse in der Art. rad. oder ulnaris finden und der Puls nicht zu fühlen ist. Der Verschluß der Art. ulnaris kann allerdings oft nur mit Sicherheit durch die Arteriographie festgestellt werden. Gerade bei der Endangitis im Bereich der Arme sehen wir häufig bei Verschluß der Art. ulnaris oder radialis Anfälle von Ischämie, die mit Blässe und Cyanose der Fingerhaut einhergehen, auftreten. Diese Erscheinungen beschränken sich mitunter, wie wir mehrfach beobachtet haben, auf die durch die Unterbrechung der arteriellen Bahn besonders betroffene radiale oder ulnare Seite der Hand mit den entsprechenden Fingern.

Bevor wir auf unsere Untersuchungen eingehen, ist ein Rückblick auf die Ergebnisse der Untersuchungen und der daraus gewonnenen Ansichten einzelner Autoren erforderlich. Schon in der zweiten Hälfte des vorigen Jahrhunderts erschienen Berichte über Krankheitsbilder, bei denen eine sog. jugendliche Gangrän beobachtet wurde, die zweifelsohne, wie *v. Hasselbach* hervorhebt, durch eine Endangitis obl. bedingt war *(Skegg, Jaesche, Burow)*. Die ersten pathologisch-anatomischen Untersuchungen stammen aus dem Jahre 1879 von *Winiwarter*. Seine Auffassung über die Pathogenese dieses Leidens blieb in der Folgezeit nicht unwidersprochen. Besonders in den uns wichtig erscheinenden Punkten möchten wir die einzelnen Ansichten über die Entstehung der Endangitis obl. anführen, um später bei der Besprechung unseres Krankengutes auf diese Untersuchungen eingehen zu können.

Winiwarter untersuchte den Unterschenkel eines 57jährigen Mannes, der wegen einer Gangrän handbreit oberhalb der Malleolen von seinem Lehrer *Billroth* amputiert worden war. Er richtete sein Augenmerk besonders auf die Gefäße. Während er das Gefäßbündel der Art. tib. ant. makroskopisch und mikroskopisch unverändert fand, war das Gefäßbündel der Art. tib. post. zu einem soliden Strang verändert. Die Art. tib. post. selbst war verschlossen. In dem Bündel der Art. tib. post. befanden sich kleine Arterien, Kollateralbahnen darstellend. *Winiwarter* hat wohl hauptsächlich diese Kollateralarterien außer der Art. tib. post. und der Art. tib. ant. zu seiner Untersuchung herangezogen. Er glaubte, daß es sich in der Art. tib. post. um altes Verschlußgewebe handelte. Die ersten Anfänge dieses Prozesses in der Art. tib. post. meinte er nur per Analogiam aus den Bildern an den kleinen Kollateralarterien schließen zu können. Er fand in den kleinen Arterien die für die Endangitis obl. charakteristischen Wucherungen der Intima in sehr ausgeprägter Weise. Der Wucherungsprozeß an den Venen war nicht so stark ausgeprägt wie an den Arterien. Er schloß aus diesen Befunden, daß die anatomische Entwicklung des ganzen Vorganges in seinem Wesen in einer Wucherung der Intima besteht, die gleichmäßig gegen das Innere fortschreitet und schließlich zur Bildung einer das Lumen obturierenden zellreichen Masse führt. Er glaubte, daß es in derart veränderten Gefäßen leicht zu einer Gerinnung des Blutes kommen könne.

Dieser Ansicht *Winniwarters* traten in der ersten Zeit *Billroth, Burow, Will* und später *Schumm, Stapf, Dürk, Goecke, Dietrich, Ceelen, v. Redwitz, Rieder* und viele andere bei. Im letzten Jahr wurde sie erneut durch *v. Hasselbach* vertreten. Kurz gesagt, glauben diese Autoren, daß der primäre Prozeß bei der Endangitis obl. in einer entzündlichen Intimawucherung, die multipel über Gefäßabschnitte ausgebreitet ist, besteht. Eine Thrombose in den größeren oder mittleren Schlagadern bei der Endangitis obl. wird von einzelnen Autoren bestritten *(Goecke, Dietrich)*. Andere glauben, daß sie rein sekundärer Natur sei und erst einträte, wenn die Schlagadern durch Intimawucherungen konzentrisch oder exzentrisch eingeengt seien. Dieses ist wohl die Ansicht, die besonders im deutschen Schrifttum bis in die neueste Zeit am meisten vertreten worden ist.

Der *Winiwarter*schen Auffassung wurde Ende des 19. Jahrhunderts durch *Zoege v. Manteuffel* und seinen Schülern *Weiss* und *v. Bunge* widersprochen. Sie meinten nach ihren Untersuchungen, daß der Verschluß in den Arterien durch eine Thrombose infolge einer jugendlichen Arteriosklerose hervorgerufen würde. Sie bezeichneten daher diese Erkrankung als arteriosklerotische oder angiosklerotische Gangrän. Die Verdickung der Intima in den kleineren Arterien hielt *Weiss* nicht durch eine primäre entzündliche Intimawucherung bedingt, sondern sah sie als kompensatorische Intimawucherung an, die durch die mangelhafte Blutfüllung

infolge thrombotischen Verschlusses des proximalwärts liegenden Arterienabschnittes entstanden sei. In den kleineren Venen fand *Weiss* endo-
phlebitische Wucherungen und in den größeren durch vorhergegangene
Thrombose bedingtes Verschlußgewebe.

Zu einer neuen Auffassung kam *L. Buerger* in seinen Arbeiten aus den
Jahren 1908 und 1910. *Buerger* hatte in Amerika als Leiter eines jüdischen
Krankenhauses mit einem großen Material an Endangitiskranken sich
eingehend mit der Klinik und der Pathologie der Endangitis obl. befaßt.
In seinem Buch über die Kreislaufstörungen an den Extremitäten, das
1924 erschien, wiederholte er seine Ansicht und hat sie vor kurzem nochmals wieder vertreten. *Buerger* glaubt, daß ein spezifischer Erreger
parasitärer oder bakterieller Natur eine Entzündung der Arterien- und
Venenwandungen hervorrufe. Als Folge dieser Entzündung entwickele
sich eine Thrombose in den Arterien und Venen. Im Krankheitsverlauf
seiner Patienten stellte er in 20% der Fälle eine Phlebitis migrans fest.
Da er nur selten in den großen Arterien und Venen das Frühstadium
der Gefäßveränderungen gesehen hat, glaubt er aus den histologischen
Untersuchungsbefunden der subcutanen Venen bei der Phlebitis migrans
auf das akute Stadium in den tiefen Gefäßen schließen zu können. Er
nimmt an, daß dieselben Veränderungen, die er bei der Phlebitis migrans
an den oberflächlichen Venen gefunden hat, auch als primäre Ursache für
die Entstehung von Thromben in den großen Arterien anzusehen seien.

1922 erschien eine später wenig beachtete Arbeit von *Krampf*. Unter
2 anderen Fällen von Endangitis obl. beschreibt er den histologischen
Befund an den Gefäßen eines Unterschenkels, der wegen einer Gangrän
amputiert worden ist. Das Amputationspräparat stammte von einem
26jährigen Mann, der 1916 im Felde oberhalb der Mitte des rechten
Unterschenkels verwundet und zugleich verschüttet worden war Er fand
an der Arteria und Vena poplitea an der Stelle einer alten Gefäßnarbe
einen Verschluß der Art. poplitea durch einen organisierten Thrombus.
Die Arterien des Unterschenkels waren bis zum Fußgelenk verschlossen.
Weiter distalwärts sah er die für die Endangitis obl. typischen Intimawucherungen an den Arterien des Fußes. Ebenfalls fand er in dem
Gefäßbündel der Art. popl. kleine Arterien mit Wucherungen der Intima,
die zu einer fast völligen Obliteration geführt hatten. Auch an den Venen
waren eindrucksvolle Verdickungen der Intima festzustellen, zum Teil
diffus, zum Teil als polsterförmige Vorsprünge die Gefäßlichtung ein-
engend. Auf Grund dieses Befundes kommt *Krampf* zu dem Schluß,
daß die *Winiwarter*sche Ansicht von der Pathogenese der Endangitis
obl. unzutreffend sei. Er faßt die Endangitis obl. als primär arterielle
Thrombose auf, die bei neuropathischer Konstitution durch den abnorm
reagierenden Vasomotorenapparat hervorgerufen wird. Die anatomischen
Veränderungen an dem distalwärts des Verschlusses liegenden Gefäß-
apparat sind nach Ansicht von *Krampf* sekundärer Natur und durch
funktionelle Umgestaltung der Zirkulationsverhältnisse bedingt.

Jäger, der 5 vollständige Sektionen von klinisch typischen Erkrankungen an Endangitis obl. bearbeitet hat, sieht die erste Schädigung im Krankheitsverlauf des spontanen Gliedmaßenbrandes in einer fibrinoiden Nekrose der Intima, die multipel über das ganze Gefäßsystem verstreut ist. In den großen Arterien würde durch sie eine mächtige Wucherung der subintimalen Zellschicht hervorgerufen. Die Wucherungen könnten zum völligen Verschluß der großen Arterien führen. Andererseits käme es zu Geschwürsbildung an den endarteriitischen Wucherungen, die zur Ablagerung von wandständigen Thromben führte. An diese einengenden Wucherungen und die wandständigen Thromben könnten sich über große Gefäßstrecken ausgedehnte sekundäre Thrombosen entwickeln. Die Intimawucherungen an einem großen Teil der peripheren Arterien sieht er als eine kompensatorische Endarteriitis nach *Thoma* und als nicht entzündliche Wachstums- und Wucherungsvorgänge an. Die Veränderungen in den Venen seien zum Teil durch schnell einsetzende Thrombosen entstanden, ohne daß eine wesentliche Fibrinoideinlagerung in der Intima nachzuweisen gewesen wäre. Ein anderer Teil sei ebenfalls als kompensatorische Intimawucherung durch funktionelle Minderbeanspruchung zu betrachten. Wir möchten hier besonders auf seine schematische Darstellung[1] des Krankheitsverlaufes in verschiedenen Höhen der Beinschlagadern hinweisen.

Die oben angeführten Ansichten der einzelnen Autoren scheinen uns die wesentlichsten zu sein. Sie stützen sich auf ein mehr oder minder großes pathologisches Material, das zweifelsohne von Kranken mit typischen Krankheitserscheinungen der uns heute so geläufigen Endangitis obl. stammt. Die zum Teil diametralen Gegensätze in den einzelnen Ansichten liegen einerseits darin begründet, daß vielen Autoren nur Amputationspräparate, während anderen auch Ganzsektionen zur Verfügung standen. Besonders aber die bei der histologischen Untersuchung in verschiedenen Gefäßabschnitten auftretenden wechselvollen und vielgestaltigen Bilder machen es außerordentlich schwierig, sie ihrer Genese entsprechend chronologisch einzuordnen. An Amputationspräparaten und Sektionen von jahrelang bestehenden und fortgeschrittenen Erkrankungen an Endangitis obl. lassen sich nur mit größter Vorsicht Schlüsse über die Art des Beginns und den primären Entstehungsort ziehen. Die Eigenart der Erkrankung mit ihrem über viele Jahre sich hinziehenden Verlauf, ihren wiederholten Besserungen und auch plötzlichen Verschlechterungen erschwert es uns, Gefäße mit Frühveränderungen zur pathologisch-anatomischen Untersuchung zu erhalten. Unter diesen Umständen ist es erklärlich, daß die Ganzsektionen und Untersuchungen an Amputaten zum größten Teil fortgeschrittene und alte Veränderungen aufdecken. Hinzu kommt noch bei Durchsicht der Literatur

---

[1] *Jäger:* Virchows Arch. **284**, 612.

eine Mannigfaltigkeit von erhobenen pathologisch-anatomischen Befunden, die uns berechtigen, an der einheitlichen Genese der klinisch
unter dem typischen Bild der Endangitis obl. verlaufenden Erkrankungen
Zweifel aufkommen zu lassen. So ist der Verdacht naheliegend, den
schon *Gruber* hinsichtlich der von *Buerger* dargelegten Befunde geäußert
hat, daß es sich bei vielen Fällen um die Endstadien verschiedener Gefäß-
erkrankungen gehandelt haben könne.

Es dürfte daher angebracht sein, an unserem reichlichen klinischen
Krankenbestand und pathologischen Material einen Versuch zu unter-
nehmen, eine weitere Klärung dieser Erkrankung, besonders auch unter
Heranziehung klinischer Beobachtungen, herbeizuführen. Eine kritische
vergleichende Auswertung klinischer Beobachtungen und pathologisch-
anatomischer Befunde hat auch bei der Erforschung anderer Erkrankungen neue Gesichtspunkte und damit wichtige Fortschritte in der
Erkenntnis gezeitigt.

Zur Verfügung stand uns in den letzten 5 Jahren (bis Frühjahr 1940)
die klinische Beobachtung von 39 Erkrankungen an Endangitis obl.,
2 Sektionen und pathologisch-anatomisches Untersuchungsmaterial von
5 Absetzungsfällen. Zuerst möchten wir die klinischen Daten und Sektionsbefunde der 2 Verstorbenen und anschließend die Befunde an den
Absetzungsfällen beschreiben. Die Sektionsbefunde, die nur teilweise
wiedergegeben werden können, wurden uns liebenswürdigerweise vom
Pathologischen Institut Hamburg-Eppendorf (Direktor: Prof. Dr. *Fahr*)
zur Verfügung gestellt. Die histologischen Untersuchungen stammen zum
größten Teil von uns.

1. G., geb. 17. 2. 87. Beruf: Rentner. Familienvorgeschichte o. B. Eigene Vorgeschichte: Immer gesund. 1915 ziehende Schmerzen im linken Fuß. 1916 Nekrose
an den Zehen links. Ende 1916 Amputation des linken Unterschenkels. 1920
Schmerzen im rechten Fuß mit Kribbeln, Kälte- und Taubheitsgefühl. 1922 wegen
Gangrän des rechten Fußes Verlust des rechten Unterschenkels. 1923 Stumpfgeschwür links. Resektion der pulslosen Arteria femoralis. Untersuchungsbefund
von Prof. *Fraenkel:* Arterie mit umschriebener hämorrhagischer Infiltration der
Media und recanalisierendem und obturierendem Thrombus. 1924 Gangrän an
einigen Fingern rechts und Amputation der Hand. Später Nachamputation der
Beine am Oberschenkel.

9. 5. 38 Aufnahme wegen eines großen Stumpfgeschwüres links. Pulse an den
Arteriae femorales und r. Radialis nicht zu fühlen, an den Art. brachiales und
l. Radialis gut palpabel. Da jede Therapie erfolglos blieb und das Stumpfgeschwür
sich nicht schloß, wurde am 19. 5. 38 eine lumbosacrale Sympathektomie links ausgeführt. Operation ohne Erfolg. Exitus am 25. 7. 38 im Wasserbett.

Sektionsbefund der Gefäße. Aorta: Im Bereich der Brustaorta einige kleine gold-
gelbe Intimabeete. Die Bauchaorta vom Abgang der Arteriae renales durch einen
grauroten bröckeligen Thrombus verschlossen, der sich in die Art. iliaca bds. fortsetzt. Bei Eröffnung der Aorta abd. erweist sich der Thrombus als leicht mit der
Gefäßwand verklebt. Sie selbst zeigt nur einige weißlichgelbe, linsengroße Intimaverdickungen, die auch in der Art. iliaca bds. zu finden sind. Art. femorales durch
graurotes Gewebe verschlossen. Beide Gefäßbündel bilden einen derben Strang.
Im unteren Abschnitt fehlt die linke Art. fem., Art. subclavia und brachialis bds.

frei. Hirnbasisgefäße und abgehende Äste zart. Art. coeliaca, mesenteria sup. und renales makroskopisch nicht verändert. Art. radialis links durchgängig.

Anatomische Diagnose: Magerkeit. Trübe Milzschwellung. Milzkapselverdickung. Thrombose der Art. iliaca bds. und der Aorta bis zum Abgang der Art. renales. Ausgedehnte Obliteration bd. Art. femorales. Braun atrophisches Myokard. Lungenödem und Hypostase. Lungenemphysem. Bronchitis. Zahlreiche Verwachsungen im Bereich der linken Lungenspitze. Zuckergußartige Verdickungen der Pleura über den einzelnen Rippen. Perihepatitische Leberverwachsungen. Gestaute Leber. Zustand nach länger zurückliegender Amputation des rechten Oberschenkels im unteren Drittel, des linken im mittleren Drittel. Zustand nach lang zurückliegender Amputation der rechten Hand. Große Decubitalgeschwüre über dem Kreuzbein.

Histologischer Befund. Aorta thoracalis und abdominalis: Diffuse und zum Teil beetförmige sklerotische Verdickung der Intima mit umschriebener Fettablagerung in den tieferen Schichten. Media an einzelnen Stellen durchbrochen von kleinen Capillaren. In der Bauchaorta auch geringfügige Kalkablagerungen und frische thrombotische Auflagerungen. Coronaria sin.: Diffuse Verdickung der Intima durch kernarmes Bindegewebe mit dichtem elastischen Fasernetz. Kleine Arterien und Venen im Herzmuskel zartwandig. Arteria und Vena mesenterica sup.: Mehr oder weniger starke Verdickung der Intima aus sklerotischem Bindegewebe. Elastica stellenweise in mehrere Lamellen gespalten und fragmentiert. In der Vene dünnwandige und auch polsterförmig erhabene Intimaverdickungen mit starker elastischer Imprägnierung. Hirnarterien: Dünnwandige und zarte Gefäßwandungen mit kleinen, schmalen elastisch-hyperplastischen Polstern. Pulmonalarterie: Geringfügige diffuse sklerotische Intimaverdickung. Arteria femoralis links (Schnitt herzwärts des alten Verschlusses): Intima an umschriebenen Stellen durch kernarmes hyalines Bindegewebe verdickt. Aufsplitterung und teilweise Doppelung der Elastica interna besonders im Bereich der Polster. In den Polstern dichtes elastisches Fasernetz. In der Media Vermehrung der elastischen Elemente. Elastica externa und Adventitia ödematös aufgelockert. In der Vena femoralis nur geringfügige sklerotische Intimaverdickung. Im Lumen der Vene fibrinöse Massen. Ödematöse Auflockerung der Venenwandung. Kleine Arterien und Venen in der Umgebung zum Teil mit vakuoliger Aufquellung der Intima. Gefäßbündel rechts unterhalb der Leistenbeuge: Arteria femoralis mit bizarr geformten Lumen, Lichtung ausgefüllt mit zum Teil kernarmem hyalinen und zum Zeil kernreicherem Bindegewebe. Im Verschlußgewebe Ablagerung von braunem Pigment in Herdchen oder streifenförmig angeordnet. Zahlreiche kleine Capillaren mit zarter Wandung und auch größere Gefäßspalten, die eine deutliche Gefäßwand mit spindeligen Kernen aufweisen. Im Verschlußgewebe ganz geringfügige wolkige elastische Imprägnierung. Elastica interna aufgesplittert und stellenweise fragmentiert. Man erkennt noch deutlich gegenüber dem Verschlußgewebe abgrenzbar sklerotische umschriebene Verdickungen der Intima. Nur in den äußeren Teilen der Media noch Struktur von Muskelfasern erkennbar. Die lumenwärts liegenden Teile der Muskulatur der Media sind ersetzt durch kernarmes Bindegewebe. Elastica externa und Adventitia ödematös aufgelockert. In der Vena femoralis frischer roter Thrombus und fibrinöse Massen. Intima zum Teil polsterförmig durch Bindegewebe mit dichtem elastischem Fasernetz erheblich verdickt. In der Media und Adventitia geringfügige Rundzelleninfiltrate. Media von vereinzelten Capillaren durchbrochen. Die kleinen Gefäße im umliegenden Gewebe sind zum Teil zartwandig. Einige weisen eine ödematöse Durchtränkung der ganzen Wandung mit vakuoligen Aufhellungen in der Intima auf. Kleine Arterie durch mit elastischen Fasern durchsetztem Intimapolster fast völlig verschlossen. Arteria brachialis rechts und links: In den beiden Arterien schmale umschriebene elastisch-hyperplastische Intimapolster. Venenwandungen zart. In den mittleren Arterien und Venen in der näheren

und weiteren Umgebung des Gefäßbündels Intimaverdickungen mit starker elastischer Imprägnierung. Elastica interna in den Arterien streckenweise zerstört, in
mehrere Lamellen gespalten. Lumenwärts der Elastica interna sieht man an der
Basis der am stärksten vorgewölbten elastischen Polster vereinzelt eine neugebildete
Capillare. In den Wandungen der Venen sind ebenfalls unter den dicksten Polstern
vereinzelt Capillaren anzutreffen. Während viele Arterien und Venen keine Veränderungen aufweisen, sieht man in anderen eine ödematöse Durchtränkung der
Gefäßwand und eine vakuolige Aufhellung in der nicht gewucherten Intima. In
einer kleinen Arterie im Nervenbündel ist das Lumen um etwa ein Drittel eingeengt. Das Polster besteht aus länglichen Kernen mit zarten Protoplasmafortsätzen. Die übrigen Gefäßwandungen weisen keine Veränderungen auf. Arteria
radialis links: Diffuse und zum Teil polsterförmige erhebliche Intimaverdickungen.
Die Polster sind sehr kernarm und stellenweise fast kernlos und enthalten ein dichtes
elastisches Fasernetz.

2. B., geb. 24. 2. 92. Beruf: Steuerinspektor. Familienvorgeschichte: Vater
an Kehlkopfkrebs und Mutter an Nierengeschwulst mit 63 Jahren gestorben. Immer
gesund. Kriegsteilnehmer. Seit 1929 „statische" Beschwerden in beiden Füßen.
Einlagen. Schmerzen in den Füßen nach längerem Gehen und Wadenkrämpfe.
Im Winter Gefühl des Absterbens beider Füße mit „schneeweißer" Verfärbung.
Verschlimmerungen häufig plötzlich. 1932 vorübergehende Blaufärbung einiger
Zehen rechts. Seit vielen Monaten vor der Aufnahme habe er fast nicht mehr
gehen können. Heftigste Schmerzen in beiden Füßen und starke Schwellung des
linken Beines. Im Kriege starker Zigarettenraucher, später wenig geraucht. Inf.
ven. negativ.

Aufnahme 22. 4. 36. Gliedmaßen: Das linke Bein ist cyanotisch und stark
geschwollen. Der rechte Unterschenkel livide verfärbt. Pulse der Art. tib. post.,
dorsalis ped., poplitea und femoralis bds. sind nicht zu fühlen. Pulse an den Armen
gut. 11. 5. 36 Amputation des linken Beines. 15. 5. 36 Exitus unter den Zeichen der
schweren Lungenembolie.

Sektionsbefund der Kreislauforgane: Herz leichenfaustgroß und gut kontrahiert.
Auf Schnitten rotbraunes, regelrecht zart gefasertes Myokard. Ein Teil der linken
Hinter- und Vorderwand ist schwielig umgewandelt. Der Ramus circumflexus der
1. Kranzarterie ist völlig undurchgängig. Klappenapparat, Epi- und Endokard
zart. In der gesamten Aorta sind nur wenige gelbliche beetartige Wandeinlagerungen. Die Schenkelvenen, beide Iliacalvenen und der untere Teil der unteren
Hohlvene sind durch feste graurötliche Blutpfröpfe verstopft, besonders in der
linken Schenkelvene ist der Pfropf schon mit der Wand verwachsen. Im oberen
Teil der Bauchaorta ist das Lumen des Gefäßes durch feste, der Wand anhaftende
Blutmassen völlig verschlossen. Der distalwärts liegende Teil bis zur Teilungsstelle ist frei, dann aber sind beide Iliacalarterien und beide Schenkelarterien stark
verengt und durch graurötliche Massen verstopft. Die Beinarterien bis herunter
zu m Fuß zeigen dieselben Veränderungen. Hirnbasisarterien zartwandig.

Anatomische Diagnose. Ältere Thrombose der Bauchaorta. Obliteration beider
Iliacalarterien und Schenkelarterien. Zustand nach Absetzung des linken Beines
am oberen Ende des Unterschenkels. Allgemein geringe Arteriosklerose, auch der
Hirnbasisarterien, etwas höhergradige der Herzkranzarterien. Obliteration des
Ramus circumflexus der linken Kranzarterie, große Herzmuskelschwielen in der
Hinterwand der linken Kammer. Embolie in den Hauptästen der Lungenarterie
beiderseits. Erweiterung der rechten Herzkammer. Frische Thrombose beider
Schenkel- und Iliacalvenen sowie des unteren Teiles der unteren Hohlvene. Hyperämie der Lungen. Einzelne atrophische Herde in den Nieren. Erhebliche Leichenveränderungen.

Histologischer Untersuchungsbefund des pathologischen Institutes: Aorta und
große Beinarterien: Thromben in mehr oder minder fortgeschrittener Organisation.
An den nicht thrombosierten Gefäßen kein krankhafter Befund. Nieren: mäßige
Arteriosklerose. Wir selbst untersuchten die Arteria poplitea, tibialis posterior
und dorsalis pedis in mehreren Abschnitten. Arteria poplitea mit erheblichen
zum Teil polsterförmigen elastisch-hyperplastischen Intimaverdickungen. Media
muskulatur zeigt eine Muskulatur mit verwischter Struktur und feinkörnigem Zerfall. Die Vasa vasorum sind stark mit Blut gefüllt, Wandungen zart. Geringfügige
Einlagerung von Rundzellen in den Wandungen und im umgebenden Gewebe.
Vena poplitea und eine mittlere Vene mit frischem roten Thrombus in beginnender
Organisation. Eine kleine Vene zur Hälfte ausgefüllt mit einem Gewebspfropf,
der von einem fortgeschrittenen organisierten Thrombus stammt. In der Venen-
wandung kleine Capillaren und geringfügige Rundzelleninfiltrate. In einem weiteren
Abschnitt der Poplitea noch stärkere elastisch-hyperplastische Intimawucherungen.
Das Lumen wird durch sie länglich eingeengt, die Elastica interna ist stark gefältelt.
In den kleinen Gefäßen und dem Bindegewebe der Umgebung starke ödematöse
Auflockerung. Um viele kleine Gefäße dichte Rundzelleninfiltrate. In einem
weiteren Abschnitt wird das Lumen noch etwas stärker durch Intimapolster verengt. Das Polster besteht aus kernarmem Bindegewebe mit dichtem, schichtweise
verlaufenden elastischem Fasernetz. Elastica interna besonders im Bereich der
Polster streckenweise fehlend und in mehrere Lamellen aufgespalten. In der Media
vereinzelt Capillaren. In der Umgebung sind einzelne kleine Gefäße durch Bindegewebe verschlossen. Um verschiedene Capillaren sieht man starke Rundzellenanhäufungen. Arteria tib. post.: Erhebliche diffuse elastische Intimahyperplasie,
an einer Stelle ein kleines Beet bildend. Umschriebene kleine Kalkeinlagerung
in der Nähe der stark gefalteten Elastica interna. In der Vene diffuse elastische Verdickung der Intima. In der Adventitia Rundzelleneinlagerungen. In den mittleren
Arterien elastische Intimahyperplasien. Einzelne kleine Arterien sind kollabiert,
so daß sich die Wandungen der Intima berühren. An den Berührungsstellen scheint
die Intima der beiden Seiten miteinander verwachsen zu sein. In den Intimaverdickungen einzelner mittlerer Arterien sieht man eine nur geringfügige elastische
Imprägnierung. An einzelnen kleineren Gefäßen erhebliche Infiltration der Wandungen durch Rundzellen. Arteria dors. ped.: Lumen durch kernreiches Gewebe
ausgefüllt und durchsetzt mit zahlreichen Capillaren und Rundzelleneinlagerungen.
Muskelfasern der Media kaum noch zu erkennen. In der Media zahlreiche Capillaren
und Rundzelleninfiltrate. Adventitia ödematös aufgelockert. Das Verschlußgewebe
ist deutlich von einer diffusen elastisch-hyperplastischen Intimaverdickung abzugrenzen. Im Verschlußgewebe selbst nur wolkig zarte elastische Imprägnierung.
Die Wandungen von 2 Venen sind durchsetzt mit segmentkernigen Leukocyten.
Im Lumen ein dichter Leukocytenpfropf. In einer mittleren Arterie mit diffuser
elastischer Intimahyperplasie ein roter Thrombus in fortgeschrittener Organisation.
Eine andere Arterie weist eine Einengung des Lumens durch eine elastisch-hyperplastische Intimawucherung auf. Um mehrere andere Gefäße dichte Rundzelleninfiltrate und in den Gewebsspalten auch Züge von segmentkernigen Leukocyten.

    3. R., geb. 26. 7. 98. Beruf: Kaufmännischer Angestellter. Familienvor-
geschichte: Vater mit 32 Jahren an Darmtuberkulose, Mutter mit 60 Jahren an
Grippe gestorben. Eigene Vorgeschichte: Immer gesund. Kriegsteilnehmer. 1928
Aderhautentzündung. 1930 zunehmende Beschwerden im linken Fuß. Bildung
eines Geschwüres an der 5. Zehe links mit heftigen Schmerzen bei feuchtkaltem
Wetter. 1932 Exartikulation der 1. Zehe links wegen einer Nekrose. Bald auch
Beschwerden im rechten Fuß. 1934 erhebliche Verschlimmerung. Klinikaufnahme
Doppelseitige *lumbosacrale Sympathektomie* von einem Mittelschnitt aus. Nach
der Operation Besserung. Nach einigen Monaten wieder heftige Schmerzen nach
Zurücklegen kurzer Wegstrecken. 1936 Verlust der 4. Zehe rechts infolge Nekrose.

April 1937 Nekrose am Stumpf der 1. Zehe rechts. Mai 1937 Resektion der Art. fem. rechts. 21.1.38 Amputation des linken Unterschenkels. Ende 1938 Beschwerden in der rechten Hand, kann noch bis zu 200 m ohne Unterbrechung gehen. Starke Schmerzen im rechten Fuß und in der Wade. Raucher seit dem 18. Lebensjahr. Im Laufe der Jahre Steigerung des Zigarettenkonsums auf 10—15 Zigaretten täglich. Medikamentöse Behandlung: 1932 Padutin und Eutonon. 1934 Reflexan, 1936 Perlatan, 1937 Lacarnol, Cebion, Betabion, Perlatan und Proviron. Aus dem Befund sei kurz erwähnt, daß Lues und Diabetes oder röntgensichtbare Verkalkungen in den Arterien der unteren Extremitäten nicht nachgewiesen werden konnten. — Befund an den Gefäßen des amputierten linken Unterschenkels: Die Gefäße im Gefäßbündel der Art. tib. post. und ant. sind fest untereinander verbacken und zu einem soliden Strang verändert. Gefäßlichtung durch graues Gewebe verschlossen.

Histologischer Befund. Art. tib. post. in verschiedenen Höhen. Lumen durch Bindegewebe verschlossen. Im Verschlußgewebe Capillaren und länglicher Gefäßspalt. Am Gefäßspalt angedeutete Elastica interna ausgebildet. Durchsetzung des obturierenden Gewebes mit Rundzellen. Die Elastica interna ist stellenweise unterbrochen und aufgesplittert. Muskulatur der Media geschwunden. Durchsetzung der Mediaschicht mit Bindegewebe und Capillaren. Erhebliche Rundzelleneinlagerungen. In der aufgelockerten Adventitia starke Anhäufungen von Rundzellen. Lymphgefäße strotzend gefüllt. In der begleitenden Vene geringfügige elastische Verdickung der Intima. Dieselben Veränderungen finden sich in tieferen Abschnitten der Art. tib. post. Die mittleren und kleineren Arterien in der Muskulatur und im Fettgewebe weisen vielfach ein erheblich durch Intimaproliferation verengtes Lumen auf. In der Umgebung und oft auch in den Wandungen dieser Gefäße Rundzellen. In den Muskelinterstitien diffuse und umschriebene Infiltrate von erheblichem Ausmaß. Muskulatur selbst mit Fettgewebe durchsetzt. Atrophische und zerfallende Muskelbündel. Zahlreiche unvollkommene Regenerate. In den mittleren und kleinen Venen zum Teil polypöse Intimahyperplasien, die das Lumen stark einengen. In einigen Arterien und Venen hat sich die Intima der beiden Seiten aneinandergelegt. Eine Lichtung ist nicht mehr zu erkennen. In anderen ist ein längliches Lumen zu sehen, das mit Bindegewebe ausgefüllt ist. In manchen der kleinen Gefäße sind die Intimapolster mit elastischen Fasern durchsetzt, in anderen findet man nur eine zarte oder keine elastische Imprägnierung. Im Perineurium erhebliche Rundzelleninfiltrate. Kleine Arterie im Nervenbündel mit konzentrischer Einengung des Lumens durch Intimapolster. Art. tib. ant.: Lumen durch Bindegewebszüge verschlossen, die mehrere mit Blut ausgefüllte Spalten freilassen. Diese Spalten sind mit einer flachen endothelartigen Zellschicht ausgekleidet. In den Bindegewebszügen und in der Media geringfügige Anhäufung von Rundzellen. Kleine Arterien weisen die schon oben beschriebenen Veränderungen auf. Auch hier wieder Intimapolster mit starker und geringfügiger elastischer Imprägnierung. Einige kleine Venen sind völlig verschlossen, andere weisen nur elastisch-hyperplastische Intimapolster auf. Sowohl im Gefäßbündel der Art. tib. post. als auch der Art. tib. ant. und in der Muskulatur sind bei der *Heidenhain*-Färbung keine An- oder Einlagerungen von schwarzen Massen nachweisbar.

4. M., geb. 8.4.05. Beruf: Kaufmann. Familienvorgeschichte o.B. Eigene Vorgeschichte: Immer gesund. 1933 „Frost" in beiden Füßen. 1934 schnelle Ermüdbarkeit des r. Beines. Im Winter 1934/35 kleine Geschwüre an verschiedenen Zehen r. und l. Erhebliche Zunahme der Schmerzen in beiden Füßen in den folgenden Jahren. Im Winter 1937 erneut kleine Geschwüre an den Zehen r. Unternahm Tropenfahrt, da sich bei wärmerem Wetter die Beschwerden erfahrungsgemäß besserten. In den Tropen blaurote Verfärbung einiger Zehen r. Mai 1938 Aufnahme in die Chir. Klinik Eppendorf. An beiden Beinen die für die Endangitis obl. typi-

schen ischämischen Erscheinungen mit Fehlen der Pulse in der Art. tib. ant. und
post. und poplitea beiderseits. Keine Lues, Diabetes oder Kalkeinlagerungen auf
dem Röntgenbild an den Unterschenkelgefäßen nachweisbar. Temperatursteigerung
am r. Fuß um 2^0, am r. Unterschenkel um 5^0 nach Lumbalanästhesie. Am 10. 5. 38
lumbosacrale Sympathektomie r. von G. 3—5 lumbale und 1 sacrale. In den ersten
10 Tagen Besserung der Schmerzen, dann schnelle Verschlimmerung mit Ausbildung einer Gangrän. Am 25. 5. Unterschenkelamputation im mittleren Drittel.

Befund der Gefäße des amp. r. Unterschenkels: Art. tib. post. und ant. durch
graues Gewebe verschlossen. Gefäßbündel strangförmig verändert.

Histologischer Befund. Art. tib. post. weist in verschiedenen Abschnitten grundsätzlich dieselben Veränderungen auf. Lumen der Art. tib. post. durch Bindegewebe verschlossen. Im Verschlußgewebe zahlreiche Capillaren und dichte Anhäufung von Rundzellen. Die ehemalige Intima setzt sich scharf gegenüber dem
Verschlußgewebe ab. Die Elastica interna ist stellenweise gedoppelt und auch in
mehrere Lamellen gespalten. Noch deutliche flache elastische, hyperplastische
Polster lumenwärts der Elastica int. zu erkennen. Im Verschlußgewebe nur geringfügige wolkige elastische Imprägnierung. Die Media ist mit schmalen Bindegewebszügen durchsetzt, im Verlauf dieser Bindegewebszüge Capillaren. Rundzelleninfiltrate in der Media. Die Vene ist ausgefüllt mit hellem schleimartigen Gewebe,
das durchsetzt ist mit frischen roten Blutkörperchen. Auch in anderen Venen
dasselbe Verschlußgewebe, in einigen die Lichtung noch zur Hälfte freilassend.
Einzelne mittlere und kleinere Arterien und Venen weisen eine zarte Wandung auf.
Andere Arterienlichtungen sind ex- oder konzentrisch durch bald mehr kernreicheres
oder kernärmeres Bindegewebe eingeengt. Diese Intimapolster sind oft reich an
elastischen Elementen. In vielen sieht man auch nur eine geringfügige elastische
Imprägnierung. Die Elastica interna ist an vielen dieser Arterien aufgespalten
und streckenweise fragmentiert. Viele Arterien weisen lumenwärts ihrer Intima-
polster eine neue elastische Grenzlamelle auf. Gelegentlich sieht man auch eine
Arterie, die in einem konzentrischen Intimapolster 2—3 elastische Lamellen aufweist, die durch eine Bindegewebsschicht voneinander getrennt sind. Diese elastischen Lamellen haben anscheinend zu verschiedenen Zeiten als Abgrenzung zum
Lumen die Funktion der früheren Elastica interna innegehabt. In den kleinen
Arterien in der Muskulatur finden sich die eben beschriebenen Intimaproliferationen.
In den Venen teils kernarme, elastische Intimapolster, teils kernreichere. Oft
polypöses Vorspringen der Intimaverdickungen ins Lumen.

Art. tib. ant.: Lumen durch Bindegewebe verschlossen. Im Verschlußgewebe
und in der Media Capillaren. Kleine Rundzelleninfiltrate. Elastica interna aufgesplittert. Lumenwärts deutlich vom Verschlußgewebe abzugrenzen flache elastisch-
hyperplastische Intimabeete. In der Muskulatur sind zahlreiche Arterienlichtungen
durch Intimapolster eingeengt. In den dicksten Polstern Capillaren, die von der
Media her eindringen. In einer mittleren Vene frischer roter Thrombus in beginnender Organisation. Zehenquerschnitt: Zahlreiche Arterien weisen eine elastisch-
hyperplastische Intimaverdickung auf. Mehrere kleine Arterien sind verschlossen.
Im Verschlußgewebe kleine Capillaren. Viele kleine Arterien und Venen weisen eine
zarte Wandung auf. In der *Heidenhain*-Färbung sind in allen Gefäßabschnitten
keine sog. fibrinoiden Massen nachzuweisen.

5. G., geb. 27. 7. 97. Beruf: Landwirt. Familienvorgeschichte o. B. Eigene
Vorgeschichte: Als Kind Masern und Diphtherie. Seit 1933 unregelmäßige Herz-
tätigkeit. Ischiasartige Beschwerden im rechten Bein. 1936 in ärztlicher Behandlung wegen einer linksseitigen Hemianopsie. Bei raschem Gehen jetzt Schmerzen
in beiden Waden, die mit der Zeit an Häufigkeit und Heftigkeit zunahmen. Besonders Zunahme von Schmerzen im r. Fuß. Konnte etwa 200 m gehen ohne Pause.
Januar 1937 Geschwür an der r. Wade im Verlauf einer Langwellenbehandlung.
Im Februar 1937 Nekrose am r. Fußrücken. Pulse an beiden Beinen außer der

Art. femoralis bds. nicht zu fühlen. An den Armen Pulse gut palpabel. Augen: Homonyme Hemianopsie von links. Sonst o. B. Herz: Grenzen regelrecht. Töne rein. Nach jedem 3. Schlag ein Schlagausfall. Ekg-Befund: Kammersystolen von verschiedener Form und Größe, zum Teil in Salven, zum Teil als Tri- und Quadrigeminus. T II und III neg. Q II und III tief. Urteil: Erhebliche Myokardschädigung mit Verdacht auf Hinterwandinfarkt. Wa.R. negativ. Blutzucker 120 mg-%. RR 140/80 mm Hg. Keine Kalkeinlagerung in den Unterschenkelgefäßen röntgenologisch nachzuweisen. Nach Lumbalanästhesie Temperatursteigerung am rechten Fuß und Unterschenkel um 1,5°. 19. 3. 37 *lumbosacrale Sympathektomie* rechts. Resektion des Grenzstranges mit den Ganglien lumb. 3 bis 5 und sacr. 1 und 2. Nach der Operation schnelles Fortschreiten der Nekrose am Fußrücken und Ausbildung einer Gangrän. Amputation des rechten Unterschenkels zwischen mittlerem und oberem Drittel.

Histologischer Befund des Gefäßbündels der Art. tib. post., ant. und Schnitte durch die Unterschenkelmuskulatur. Gefäßbündel der Art. tib. post. in verschiedenen Höhen: Lichtung durch Bindegewebe verschlossen. Im Verschlußgewebe größere und kleinere mit roten Blutkörperchen ausgefüllte Capillaren. Media durchsetzt mit Bindegewebszügen und Capillaren. Elastica interna stellenweise gedoppelt. Kleine elastische Intimapolster sind gegenüber dem Verschlußgewebe abzugrenzen. Nur vereinzelt Rundzellen im Verschlußgewebe. Stärkere Durchsetzung der Media und Adventitia mit Rundzellen. Es finden sich neben unveränderten mittleren und kleinen Arterien und Venen solche mit starken Veränderungen. Größere Venen mit erheblich durch Intimapolster mit starker elastischer Imprägnierung eingeengten Lumen. Andere Venen zeigen die Lichtung durch helles schleimartiges, kernarmes Gewebe eingeengt. In diesem Gewebe keine elastische Imprägnierung zu erkennen. In anderen Venen ist die Wandung ödematös aufgelockert. die Wandungen sind durchsetzt mit Rundzellen und gelapptkernigen Leukocyten. Im Lumen Leukocytenpfropf, lebhafte frische Proliferation der Intima. In einem anderen Abschnitt ist das Lumen der Art. tib. post. nicht verschlossen. Die Intima weist eine geringfügige elastisch-hyperplastische Verdickung auf. An den übrigen Wandungen keine Besonderheiten. In einer begleitenden Vene Lichtung bis auf einen kleinen Spalt durch kernarme Bindegewebe verschlossen. Im Verschlußgewebe geringfügige Einlagerung von braunem Pigment. In weiteren Abschnitten erweitert sich der Spalt, die Vene weist jetzt nur ein konzentrisches Intimapolster auf. Art. tib. ant.: Lichtung durch Bindegewebe verschlossen. Im Verschlußgewebe Capillaren und ein größeres Gefäß, das zirkulär von einem dichten elastischen Fasernetz umgeben ist und eine deutliche neue elastische, das Lumen abgrenzende Lamelle aufweist. In einer mittleren Muskelarterie ist das Lumen ausgefüllt mit kernreichem Bindegewebe, das durchsetzt ist mit vereinzelten Capillaren und Rundzellen. Zwei die Art. tib. ant. begleitende Venen sind fast völlig durch helles, schleimartiges Gewebe verschlossen. Die Media dieser Venen ist durchsetzt mit Capillaren und Rundzellen. Lymphgefäße prall gefüllt. Um kleine Gefäße im Nervenbündel Rundzelleninfiltrate oft zwiebelschalenförmig angeordnet. Besonders in den Bindegewebsspalten der Muskulatur und besonders um kleine Gefäße dichte Rundzellenanhäufungen. Eine Vene zeigt eine mit gelapptkernigen Leukocyten durchsetzte Wandung. Ebenfalls in der Umgebung dieser Vene in einem Bindegewebsspalt strangförmige Ansammlung von gelapptkernigen Leukocyten und Rundzellen.

Zehendurchschnitt: Intimaverdickung an den kleinen Arterien durch hyalines Bindegewebe mit starker Einlagerung von elastischen Fasern. An den Venen nur geringfügige sklerotische Intimaverdickungen.

6. Sch., geb. 23. 11. 96. Beruf: Streckenarbeiter. Familienvorgeschichte o. B. Eigene Vorgeschichte: Kriegsteilnehmer, 1915 Lungenschuß. 1929 angeblich durch

Stoß am r. Fuß Venenentzündung. Bald darauf Gangrän am r. Fuß und Amputation des r. Unterschenkels. Februar und August 1930 Venenentzündung auch am l. Unterschenkel. In den nächsten Jahren beim Gehen Schmerzen im l. Fuß und blaurote Verfärbung der Zehen. 1935 nur noch Zurücklegen von kurzen Strecken möglich. Senkung der Hauttemperatur des l. Beines um 1° nach Lumbalanästhesie. Seit dem 19. Jahr etwa 10 Zigaretten täglich geraucht. Wa.R. negativ. Keine Kalkeinlagerungen röntgenologisch in den Unterschenkelgefäßen nachweisbar. 23. 4. 37 *lumbosacrale Sympathektomie* links von Gangl. lumb. 3 bis 5 und sacral. 1 und 2. Nach kurzer Zeit langsam fortschreitende Gangrän am Fußrücken. 14. 6. 37 Amputation des l. Unterschenkels.

Histologische Untersuchung der Art. tib. post. in 2 Abschnitten und der Art. tib. ant. Lichtung der Art. tib. post. durch Bindegewebe verschlossen. Im Verschlußgewebe zahlreiche Capillaren. Die Muskulatur der Media ist stark verändert, nur in den peripheren Teilen erkennt man noch Muskelfasern. Die Elastica interna ist aufgesplittert. Kleine elastisch-hyperplastische Polster der ehmaligen Intima lassen sich deutlich vom Verschlußgewebe abtrennen. Im Verschlußgewebe kleine Häufchen von braunem Pigment und geringfügige elastische wolkige Imprägnationen. In der Media kleine Gefäßspalten. Lichtung der Begleitvene durch Bindegewebe verschlossen. In diesem braunem Pigment Venenwandungen durch Bindegewebszüge verbreitert, zahlreiche Capillaren. Im umliegenden Gewebe dichte Rundzelleninfiltrate und prallgefüllte Lymphbahnen. Art. tib. ant.: Lichtung durch breite Bindegewebszüge unterteilt. Die gebildeten Hohlräume sind von einer Endothellage ausgekleidet. In den Bindegewebszügen zirkulär um die Hohlräume dichtes elastisches Fasernetz. Die Elastica interna ist aufgesplittert und stellenweise in kleine Fragmente zerfallen.

7. Sch., geb. 27. 7. 12. Beruf: Steurer. Familienvorgeschichte o. B. Eigene Vorgeschichte: Außer Masern als Kind immer gesund gewesen. Herbst 1937 angeblich Sehnenscheidenentzündung an der r. Hand. Dez. 1937 typische Raynaudartige Erscheinungen am 2., 3. und 4. Finger r. Raucher seit dem 18. Lebensjahr. Bis 20 Zigaretten zuletzt p. d. Aufnahme am 1. 6. 38. Befund: Haut des 2., 3. und 4. Fingers r. gerötet und gespannt. Schwellung der Endphalange des 2. Fingers und Abhebung des Nagels von der Unterlage. Puls in der Art. rad. r. nicht zu fühlen. Pulse in der Art. dors. ped. bds. negativ. Art. tib. post., popl. und fem. bds. kräftige Pulsation. Beide Fußrücken werden nach Hochheben und Ausstreichen der Beine mit Bewegen der Füße sehr blaß. Blässe verschwindet nach Herunterlegen der Beine erst nach 1 Min. 2., 3. und 4. Zehe bleiben mehrere Minuten blaß.

Histologischer Befund eines resezierten Abschnittes der rechten Art. radialis: Lichtung durch zellreiches Bindegewebe verschlossen. Im Verschlußgewebe in der einen Hälfte 2 Spalten, die mit Endothel ausgelegt sind. Um diese neugebildeten Gefäße deutliches zirkuläres elastisches Fasernetz. In der anderen Hälfte zahlreiche Capillaren und Gefäßsprossen. Die Elastica interna ist gedoppelt und aufgesplittert, stark gefältelt. Vom Verschlußgewebe läßt sich die ehemalige elastische hyperplastische Intimaverdickung scharf abgrenzen. Im Verschlußgewebe außer um die Gefäßspalten keine oder nur ganz geringfügige elastische Elemente. Die Media ist durchzogen von kleinen Gefäßen. Eine mittlere Arterie und kleine Venen weisen eine deutliche Intimaproliferation auf. In der Arterie wird die lichtungseinengende Intimaverdickung von einer feinen neugebildeten elastischen Lamelle begrenzt. In einem kleinen Knötchen sind dichte Rundzelleninfiltrate diffus oder herdförmig im Bindegewebe eingelagert. Sie bestehen teilweise aus Plasmazellen. Ebenfalls in dem Verschlußgewebe der Art. radialis, in der Media und umliegendem Gewebe Rundzelleneinlagerung.

8. 7. 38 sehr gut gebessert entlassen. Seit Mitte 1939 Schmerzen im l. Fußrücken nach längerem Gehen. Als statische Beschwerden angesehen und in kurzer Zeit außerhalb Hamburgs 5 Paar Einlagen von verschiedenen Ärzten verordnet.

September 1939 wechselnde blaurote und weiße Verfärbung des linken Fußes. November Nagelbettentzündung an der l. Zehe. Nagel vom Arzt ambulant entfernt. Ausbildung einer zuerst langsam und später schnell fortschreitenden Gangrän links. Ende November Aufnahme. Art. tib. post., tib. ant. und popl. pulsierten links nicht, Art. fem. stark pulsierend. Rechts war der Befund wie früher. 7. 12. 39 Amputation des l. Unterschenkels zwischen mittlerem und oberem Drittel. Arteriographie konnte wegen der Gangrän links nicht ausgeführt werden. Am 30. 4. 40 Nachholung der Arteriographie. Rechtes Bein: Art. fem., popl. und tib. post gut. gefüllt. Wandungen glatt, Kaliber regelrecht. Art. tib. ant. und peronea fehlen in ganzer Ausdehnung.

Linkes Bein: Die Art. femoralis ist bis zu einem Stop, der im unteren Drittel sitzt, gut gefüllt. Weites Kaliber und keine Konturveränderungen zu erkennen. Die Art. popl. ist mitverschlossen. Die unteren Äste des noch nicht verschlossenen Abschnittes der Art. femoralis sind stark erweitert. Nach hinten ziehen stark erweiterte Kollateralen zur Art. suralis, die ebenfalls erheblich gewachsen ist (Abb. 8).

Befund der Gefäße am Unterschenkel. Die Art. tib. ant. und peronea ist strangförmig verändert. Die Lichtungen sind durch graues Gewebe verschlossen. Das Verschlußgewebe ist makroskopisch im ganzen Verlauf dieser Arterien anzutreffen. Das Lumen der Art. tib. post. ist nicht verschlossen, im unteren Abschnitt wird es sehr eng.

Histologischer Befund. Arteria tib. post. in verschiedenen Höhen mit Nervenbündel und umliegender Muskulatur. Schmale Intima. Die Elastica int. ist in 2 oder mehrere Lamellen gespalten. Die Media ist unverändert. Um die Gefäße der Adventitia dichte Rundzelleninfiltrate. Des öfteren sind auch gelapptkernige Leukocyten zu finden. Die Venenwandungen sind ödematös aufgelockert, die Wandungen sind mit Rundzellen und gelapptkernigen Leukocyten durchsetzt. Die Intima der Venen zeigt eine zum Teil polypöse, zum Teil mehr diffuse zellreiche frische Intimaproliferation. Dieselben Veränderungen sind fast an allen auch kleinen Venen zu finden. In einzelnen Venen frische rote Thrombusmassen. In den Nervenscheiden und Bindegewebssepten der anliegenden Muskulatur in der Ausdehnung in den einzelnen Abschnitten verschieden starke Rundzelleninfiltrate und auch gelapptkernige Leukocyten. Die kleinen Arterien sind zart und weisen ganz vereinzelt eine geringfügige Intimaproliferation auf. Im unteren Abschnitt der Art. tib. post. ist ein ganz besonderer Befund zu erheben. Die Intima ist erheblich konzentrisch mit weit ins Lumen vorspringenden polypösen Polstern verdickt. Die Elastica interna ist stark gefältelt und in mehrere Lamellen gespalten. Die Media erscheint infolge starker Zusammenziehung verdickt. Diese Intimapolster sind mit einem ausgeprägten dichten elastischen Fasernetz durchsetzt. Die Kerne der Polster sind lumenwärts ausgerichtet. Der Befund an den Gefäßen der Umgebung unterscheidet sich nicht wesentlich von dem obigen. Auch an kleinen Arterien vereinzelt geringfügige Intimaverdickungen.

Art. tib. ant. und peronea in verschiedenen Abschnitten: Lichtung der beiden Arterien durch kernreiches Bindegewebe verschlossen. Im Verschlußgewebe kleinere und größere Gefäßlichtungen, die letzteren mit ausgebildeter Gefäßwandung. Um größere neugebildete Lichtungen zarter elastischer Faserring. Die Elastica int. ist gefältelt und aufgespalten. Die lumenwärts liegenden Lamellen ragen mit zerfallenden Teilen wie mit kleinen Ausläufern in das scharf abzugrenzende Verschlußgewebe hinein. Die Media ist durchsetzt mit zum Teil bluthaltigen Spalten und Capillaren. In der Adventitia weisen einzelne Gefäße keine Lichtung mehr auf. Auch dichte Rundzelleninfiltrate in derselben. An mehreren kleineren Arterien befinden sich Einengungen der Lichtungen durch Intimawucherungen. Sie werden durch zarte elastische Lamellen lumenwärts begrenzt. In den größeren und kleineren Venen sind dieselben Befunde wie oben zu erheben. Sie halten sich nur in geringfügigeren Grenzen bzg. der entzündlichen Erscheinungen.

Alle 7 Patienten, deren Krankengeschichte wir eben angeführt haben, weisen eine für die Endangitis obl. typische Vorgeschichte auf. Es ist lehrreich, für diese Patienten das Erkrankungsalter zusammenzustellen. Fall 1 erkrankte der Vorgeschichte nach mit 28, Fall 2 mit 37, Fall 3 mit 32, Fall 4 mit 29, Fall 5 mit 36, Fall 6 mit 33, Fall 7 mit 25 Jahren. Bei dem letzteren traten auffällige krankhafte Erscheinungen zuerst an der rechten Hand auf. Erst später kam es durch Fortschreiten der Verschlüsse an den Beinarterien, die zur Zeit der im Vordergrund stehenden Beschwerden an der rechten Hand schon nachweisbar waren, auch an den unteren Extremitäten zu subjektiven Beschwerden. Bedenkt man bei allen Kranken, daß in dem angegebenen Lebensalter die ersten Beschwerden zutage traten, so ist der Beginn der Endangitis obl. noch zweifelsohne früher anzusetzen. Der Krankheitsverlauf zieht sich bei allen über Jahre hin. Zuerst werden unbestimmte Beschwerden verspürt, die als statische, rheumatische, ischiasartige, vasoneurotische usw. bei den einzelnen gedeutet wurden. Dann treten Schmerzen in den befallenen Gliedmaßen nach längerem Gehen auf, typisches intermittierendes Hinken, bei Kälte und Nässeeinwirkung verstärkte Beschwerden mit Raynaud-artigen Erscheinungen. Es sind zwischendurch Zeiten vorhanden, in denen die Beschwerden zurückgingen. Dann aber wird auch oft eine ziemlich plötzliche Verschlimmerung bemerkt. Es treten Nekrosen und kleine Geschwüre an den Spitzen hinzu, die ohne ersichtliche Ursache oder durch alltägliche Verletzungen entstehen. Jetzt hören die Schmerzen nicht mehr auf. Es kommt zum Verlust von Zehen und Fingern durch Nekrose, und endlich entwickelt sich eine mehr oder weniger schnell fortschreitende Gangrän, die zum Verlust umfangreicher distaler Teile der befallenen Gliedmaßen führt. Im Laufe der Zeit verschlimmert sich der Zustand noch übriggebliebener Gliedmaßen. Bei dem Kranken beginnt derselbe Leidensweg von neuem. Beim Patienten G. (Fall 5) war klinisch schon eine Beteiligung des Herzens mit schweren Rhythmusstörungen und ein Befallensein der Hirngefäße mit der Ausbildung einer homonymen Hemianopsie zu bemerken. Der Befund an den Extremitäten erwies bei allen Patienten das Krankheitsbild der dauernden mehr oder weniger schweren Ischämie mit fehlenden peripheren Pulsen mit all seinen Folgeerscheinungen, auf die wir nicht näher eingehen können und die für die Endangitis obl. so kennzeichnend sind. Eine Lues oder ein Diabetes konnte bei allen ausgeschlossen werden. Ebenfalls konnten Mediaverkalkungen im Röntgenbild nicht nachgewiesen werden.

Fassen wir zuerst die wichtigsten Befunde der beiden Ganzsektionen zusammen. Der erste Patient hatte im Verlauf seiner Erkrankung, währenddessen er wiederholt bei uns in Behandlung war, beide Beine fast bis zur Mitte der Oberschenkel und die rechte Hand verloren. Als Abschluß bildete sich zuletzt ein großes Geschwür am linken Oberschenkelstumpf, das mit keinem der angewandten Mittel zu bessern

war und außerdem ein großer Decubitus am Kreuzbein und Gesäß. Die
Sektion ergab, daß die Arteriae femorales mit den begleitenden Gefäßen
zu einem Strang verbacken waren. Ihre Lichtungen waren durch festes
Gewebe verschlossen. In der Aorta fand sich ein relativ frischer Thrombus,
der die Lichtung nach abwärts bis weit in die Iliaca verlegte. In der
Aorta bestand sowohl makro- wie mikroskopisch eine typische Arteriosklerose. Die Veränderungen waren nicht hochgradig, wie aus dem Befund hervorgeht. In den untersuchten zahlreichen Arterien mit offener
Lichtung waren sklerotische Verdickungen der Intima diffus oder beet-
förmig anzutreffen. Diese Veränderungen entsprachen dem Alter des
Patienten. Nirgends wurde eine produktive entzündliche Intimawucherung gefunden. In den offenen Venen waren außer sog. phlebo-
sklerotischen Veränderungen keine Besonderheiten. In den untersuchten
Gefäßbündeln der Beine zeigten sich Verschlüsse der Femoralarterien aus
derbem, kernarmem Bindegewebe mit Ablagerung von braunem Pigment.
Im Verschlußgewebe befanden sich zahlreiche Capillaren und größere
Gefäßspalten. In den begleitenden Venen wurden frische rote Thromben
gefunden. An den mittleren und kleineren Arterien und Venen an beiden
Oberarmen fanden sich sklerotische Intimaverdickungen. An den kleinen
Arterien sah man eine Aufquellung der Intima bzw. des Endothels mit
Vakuolenbildung. Auch geringfügige ausgesprochene Wucherungen des
Endothels waren vereinzelt anzutreffen. Auf diese Befunde kommen wir
noch später zurück.

Der zweite Patient starb an einer Lungenembolie. Kurz vor dem
Tode mußte das linke Bein am Unterschenkel wegen einer Gangrän
amputiert werden. Er litt seit 7 Jahren an den typischen Krankheitserscheinungen der Endangitis obl. Bei der Sektion fanden sich ausgedehnte alte Verschlüsse in den Schenkel- und Beckenarterien. Ebenfalls
waren die großen Beinvenen durch alte organisierte Thromben und auch
ausgedehnte frische, die bis in die untere Hohlvene reichten, verstopft.
Die Lichtung der Bauchaorta war im oberen Abschnitt durch einen fest-
haftenden, nicht mehr frischen Thrombus verschlossen. Der Ramus
circumflexus der linken Kranzarterie war zum Teil obliteriert. Bei der
histologischen Untersuchung wurden in den großen Beinarterien die
typischen Bindegewebsverschlüsse mit neugebildeten Capillaren und Gefäßspalten gefunden. In den übrigen nicht verschlossenen Arterien sah
man makro- und mikroskopisch eine geringgradige Arteriosklerose. An
den Kranzgefäßen war sie etwas stärker ausgeprägt. Besonders sei
hervorgehoben, daß sich im Bereich der thrombosierten Aorta nur geringfügige arteriosklerotische Veränderungen fanden. In einem Abschnitt
der Art. popl. wurde ein dickes sklerotisches Intimapolster gefunden
mit hyalinen Einlagerungen an der Basis. Die Art. tib. post. wies ein
offenes Lumen mit sklerotischen beetartigen Intimaverdickungen auf.
In den großen Venen befanden sich Bindegewebsverschlüsse und auch

frische rote Thromben. In den mittleren und kleineren Arterien des
Unterschenkels waren die typischen Intimaverdickungen anzutreffen.
Diese Intimaverdickungen waren mit elastischen Fasern durchsetzt oder

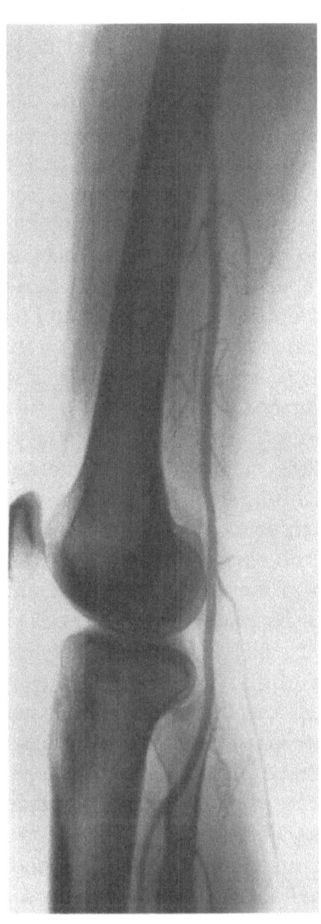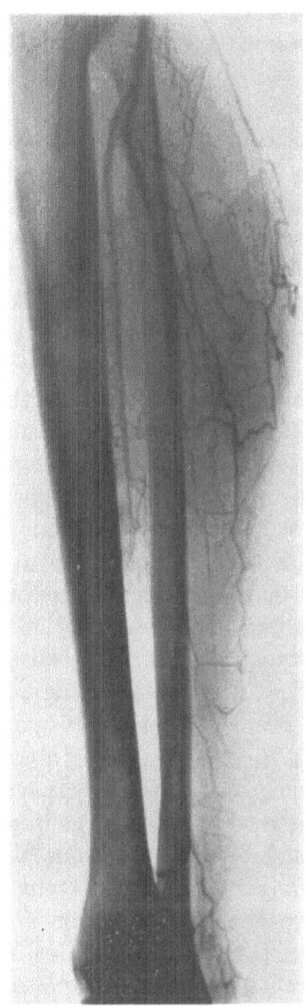

Abb. 1.   Abb. 2.

Abb. 1 und 2. Arteriographie vom linken Bein eines 42jährigen Mannes. Typisches Beispiel
für eine beginnende Endangitis obl. Verschluß der Arteria tib. ant. im mittleren Drittel.
Sie ist vor der Unterbrechung kalibermäßig verdünnt und läuft konisch zu. In den übrigen
Arterienabschnitten keine Konturveränderungen, die auf polsterförmige oder sogar
stenosierende Intimawucherungen schließen lassen.

wiesen eine nur geringfügige elastische Imprägnierung auf. Das Lumen
wurde durch sie exzentrisch oder konzentrisch eingeengt. Es waren auch
einzelne Gefäße zu finden, die weitgehend oder völlig kollabiert waren.
Die spaltförmige Lichtung war durch einen schmalen Bindegewebsstreifen
verschlossen oder die Intima der gegenüberliegenden Seiten miteinander

verwachsen. Zahlreiche Rundzelleninfiltrate in dem Verschlußgewebe der Arterien und Venen, deren Wandungen und in der Adventitia wurden gesehen. Gleichzeitig fanden sich Rundzelleninfiltrate um viele kleinere Gefäße und in dem umliegenden Bindegewebe. Auch Venenentzündungen im Sinne der eitrigen Phlebitis wurden nachgewiesen. Auf viele Einzelheiten kann nicht weiter eingegangen werden, sie sind aus dem Befund ersichtlich.

Während es sich bei den Sektionsbefunden vielfach um alte Veränderungen handelt, sind die jetzt folgenden von den Amputationsfällen stammenden Befunde zum Teil jüngeren Datums, aber grundsätzlich derselben Art. In den großen Arterien sind streckenweise keine Veränderungen nachzuweisen. An vielen Abschnitten sind die untersuchten Arterien durchgehend durch kernarmes oder auch kernreiches Bindegewebe verschlossen. Im Verschlußgewebe befinden sich Capillaren und größere Gefäßspalten mit einer neuen Gefäßwandung, deren Lichtung mit einer regelrechten Endothellage ausgekleidet ist. Im Verschlußgewebe findet sich häufig braunes Pigment in mehr oder weniger starker Anhäufung. Die größeren Gefäße im Verschlußgewebe sind nicht selten von einem elastischen Fasernetz umgeben. Als Abschluß zum Lumen bildet sich oft eine deutlich ausgebildete neue Elastica interna. Bei Fehlen von größeren Gefäßen im Verschlußgewebe ist immer nur eine diffuse feine wolkige elastische Imprägnierung nachzuweisen. So beschränkt sich eine stärkere Einlagerung von elastischen Elementen immer nur konzentrisch um die neugebildeten größeren Gefäßlichtungen. Die ehemalige Intima, die oft dem Alter des Kranken entsprechende sklerotische Beete aufweist, läßt sich immer scharf vom Verschlußgewebe abgrenzen. Die Elastica interna ist häufig in mehrere Lamellen aufgespalten, die einzelnen Lamellen sind durch Zwischenlagerung von Bindegewebe auseinandergedrängt. Unterhalb sklerotischer Intimapolster findet sich besonders oft ein Schwund der Elastica interna oder eine deutliche Fragmentierung derselben. Mitunter ist sie auch streckenweise unterbrochen durch aus der Media in das Verschlußgewebe einstrahlende Gefäße. Die Muskulatur der Media ist meistens schwer verändert. Sie ist durch starken Schwund der Muskelfasern und Durchsetzung mit Bindegewebe und Capillaren gekennzeichnet. Im Verschlußgewebe, in der Media und Adventitia finden sich aber immer in der Ausdehnung und Stärke verschieden Rundzelleninfiltrate. Diese werden in der näheren und weiteren Umgebung in der Muskulatur und im Fettgewebe, sobald sie sich in erheblichem Ausmaß einstellen (darauf haben wir besonders geachtet) niemals vermißt. In einzelnen Schnitten ist die Anzahl der veränderten mittleren und kleinen Arterien sehr unterschiedlich. Es finden sich zahlreiche mit zarter unveränderter Wandung. An anderen ist die Lichtung durch konzentrisches und exzentrisches Intimapolster bald kernreicherer, bald kernärmerer Natur eingeengt. Einzelne dieser

Arterien sind durch Bindegewebe verschlossen, in ihnen findet man neugebildete Capillaren. Die Einlagerung von elastischen Elementen in die lumeneinengenden Polster ist sehr verschieden stark. Man kann auch Arterien sehen, die eine elastische Intimawucherung aufweisen und deren restliche Lichtung durch Bindegewebe ohne elastische Imprägnierung verschlossen ist. Einige Arterien sind auch kollabiert. An vielen dieser

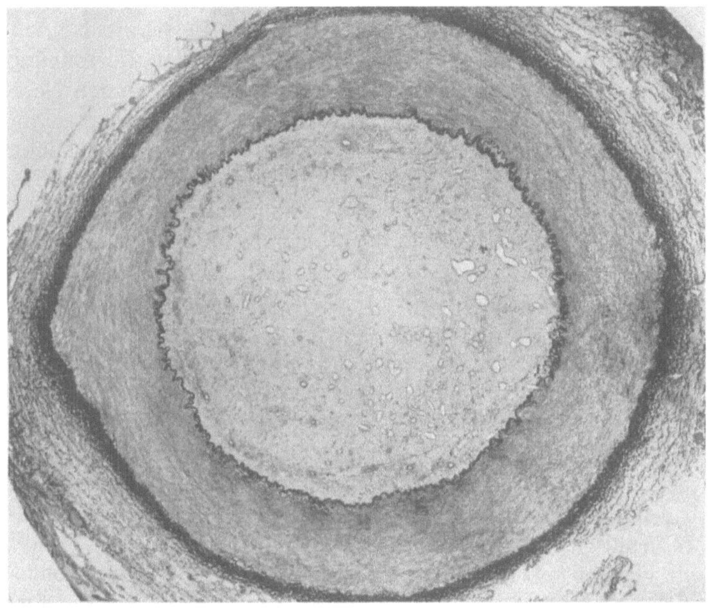

Abb. 3. Organisierter Thrombus in der Arteria femoralis r. des Falles 3. Elastica interna gut erhalten, an einzelnen Stellen gedoppelt oder aufgesplittert. Im Verschlußgewebe nur geringfügige elastische wolkige Imprägnierung. Nur geringfügige Rundzellen in der Adventitia.

veränderten kleinen Arterien sind keine entzündlichen Erscheinungen und insbesondere keine Rundzelleninfiltrate zu sehen. Andere auch unveränderte sind mehr oder weniger mit Rundzellen durchsetzt. Um Gefäße, die sich in ihrer Größenordnung den Capillaren nähern, liegen die Rundzellen oft in einer zwiebelschalenförmigen Anordnung. Auch kleine Arterien mit älteren Intimaverdickungen und im Restlumen relativ frischer Proliferation wurden nicht vermißt. Ebenfalls konnten Bindegewebsverschlüsse in größeren neugebildeten Gefäßlichtungen des eigentlichen Verschlußgewebes beobachtet werden.

An den Venen fanden sich ebenso mannigfaltige Veränderungen wie an den Arterien: kernreiche und kernarme Bindegewebsverschlüsse mit Capillaren und Einlagerung von braunem Pigment, ferner Verschlüsse mit hellem schleimartigem Gewebe; Thrombosen frischer Natur oder im

Stadium der fortgeschrittenen Organisation; Intimapolster, die von phlebosklerotischen Veränderungen nicht zu unterscheiden waren. Typische Bilder der frischen Phlebitis. Grundsätzlich sind die Veränderungen an den Venen ganz ähnlicher Natur wie an den Arterien. Zahlreiche Gefäße weisen dieselben Veränderungen auf, die *Ceelen* als Endarteriitis und Endophlebitis proliferans polyposa und productiva angustans beschrieben hat.

Ganz besonders möchten wir zum Schluß auf die schweren entzündlichen Veränderungen in der Muskulatur und in den Nervenbündeln hinweisen. Intimawucherungen und Verschlüsse sind an ihren Gefäßen häufig nachweisbar. Die Muskulatur selbst weist in vielen Schnitten bei den fortgeschrittenen Fällen eine hochgradige Atrophie, Vakuolisierung und Zerfall der Muskelfasern auf. Die Bindegewebssepten sind in der Muskulatur und um und in den Nervenbündeln mit dichten Scharen von Rundzellen durchsetzt. Viele Bilder erinnern an die Veränderungen, die bei der frischeren und älteren ischämischen Kontraktur anzutreffen sind. Wir möchten nochmals hervorheben, daß wir bei stärkeren Entzündungserscheinungen an den Gefäßen auch immer in der näheren und weiteren Umgebung im Bindegewebe und in der Muskulatur schwere entzündliche Erscheinungen fanden.

Wir haben absichtlich auf die Beurteilung von fraglichen Verdickungen der Mediamuskulatur selbst verzichtet. Es erscheint uns außerordentlich schwierig, wenn nicht sogar unmöglich, bei den obenbeschriebenen ausgesprochenen Veränderungen der Gefäße ein einigermaßen sicheres Urteil zu fällen. Aus der Kräuselung der Elastica interna darf nicht auf eine im Leben bestehende Kontraktion des Gefäßes geschlossen werden. Einmal führt die Fixation zu Schrumpfungen der Gefäßwand und damit zur Kräuselung der Elastica interna. Die Media erscheint dann verdickt, da sich die Muskulatur zusammengezogen hat. Andererseits kann auch ein schrumpfender Bindegewebsverschluß eine starke Schlängelung der Elastica interna hervorrufen, was ja selbstverständlich ist. Häufig ist aber die Media mit Bindegewebszügen und Gefäßen durchsetzt und erscheint daher verdickt.

Für die Beurteilung von Intimaverdickungen ist wichtig, zu einigen grundsätzlichen Fragen Stellung zu nehmen, um sich später mit der Genese der sich bei der Endangitis obl. findenden wechselvollen und in verwirrender Fülle auftretenden Bilder auseinandersetzen zu können. Bei Gefäßschädigungen aller Art, seien sie mechanischer, chemischer oder auch spezifisch infektiöser Natur, tritt eine Intimawucherung auf. Außer entzündlichen Intimahyperplasien und abgesehen von den Intimahyperplasien bei der Arteriosklerose kommen auch nichtentzündliche Intimaproliferationen vor, die von *Thoma* als Ausgleichs-und Anpassungswachstum bezeichnet wurden. Solche Anpassungswucherungen sind bekannt in den Nabelgefäßen nach der Geburt, im Ductus Botalli und nach

Unterbindung von Arterien bei Amputationen. Diese Intimawucherungen sind histologisch besonders später von denen entzündlicher Natur nicht zu unterscheiden. *Baumgarten* betont, daß, gleichgültig ob es sich um tuberkulöse, syphilitische oder andere Entzündungsformen an den Gefäßen handelt, immer dieselben anatomisch-histologischen indifferenten Neoplasien zur Entwicklung kommen. Eine primäre produktive Endarteriitis wird bei chronischen Entzündungen, insbesondere in Organen

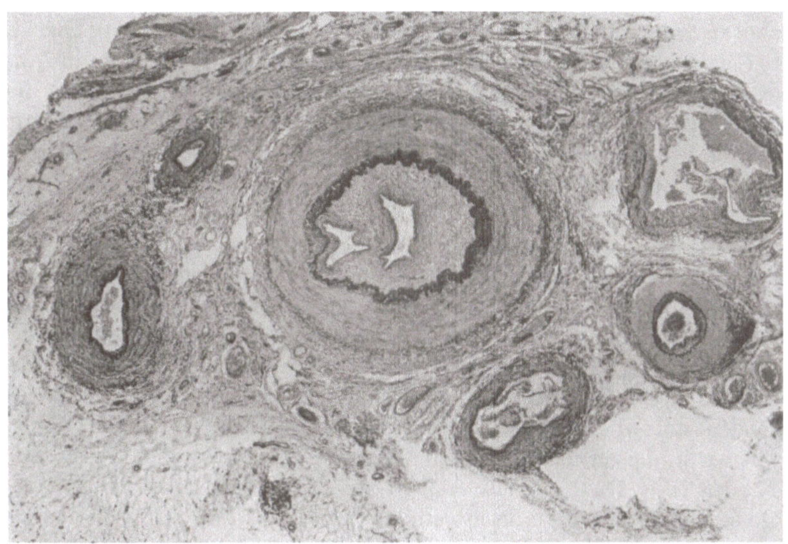

Abb. 4. Gefäßbündel der Arteria radialis r. vom Fall 7. Verschlußgewebe der Arteria radialis läßt sich scharf von der ehemaligen elastisch-hyperplastisch verdickten Intima abgrenzen. Um die beiden Gefäßspalten angedeutete neue elastische Grenzlamelle. Es handelt sich um neugebildete Gefäßspalten im organisierten Thrombus. Sie dürfen nicht zu dem Schluß verleiten, daß sie das Restlumen der Arterie infolge Intimawucherung seien. In den Begleitvenen geringfügige Intimaverdickungen, stärkere in einem kleinen Seitenast der Art. rad. als kompensatorische Intimahyperplasie.

mit chronischen interstitiellen Entzündungen, ferner bei der Lungenphthise, im einfachen oder gummösen Granulationsgewebe gefunden *(Jores)*. Weiter möchten wir an die *Heubner*sche Endarteriitis syphilitica der Hirngefäße erinnern. *Wiese* und *Höniy* haben eine Thrombendangitis der Lungenarterien beschrieben, die *Staemmler* neuerdings als Folge einer primären Hypertonie des kleinen Kreislaufs und durch Thrombenbildung verursacht ansieht. Eine Endangitis ist weiter bei Frostschäden zu beobachten *(Gruber* u. a.). *Sumikava* pinselte die Arteria femoralis mit Argentum nitr. Es traten Intimaproliferationen auf, auch wenn die Entzündungsvorgänge in der Adventitia sehr gering waren. Durch mechanische Arterieninsulte werden Intimawucherungen ausgelöst, wie sie bei Druck oder Zug einer Halsrippe auf die Arteria subclavia und durch Krückendruck an der Arteria brachialis beobachtet worden sind. *Buerger* und *Dürk* sahen eine Endarteriitis mit dicken Intimapolstern im Grunde eines Magengeschwürs und glaubten, daß diese Intimaproliferationen zu dem Krankheitsbild der Endangitis obl., die zur jugendlichen Gangrän führt, gehören. Diese Intimaproliferationen entzündlicher Natur im Ulcusgrund sind aber beim chronischen Geschwür ganz gewöhnliche Befunde; nicht nur im Ulcusgrund, sondern auch bei Gastritis sind sie zu sehen *(Konjetzny)*. Sie sind als einfache entzündliche Intimaproliferationen aufzufassen und haben mit dem Krankheitsbild der Endangitis obl. nichts zu tun. Auch bei der Sklerodermie treten Intimaverdickungen an den Gefäßen im Bereich der befallenen Abschnitte auf. *Lewis* nimmt an, daß sie sekundär infolge subakuter oder chronischer Entzündung, die zu Bindegewebsfibrosen von der Subcutis bis weit in die Muskulatur hineinreichend führt, entstehen. Diese kurzen Bemerkungen seien unseren weiteren Ausführungen vorausgeschickt.

Es ist eine durch großes klinisches Beobachtungsgut gesicherte Tatsache, daß die Endangitis obl. gewöhnlich in den peripheren Teilen der unteren Gliedmaßen zuerst in Erscheinung tritt. Gewöhnlich befällt sie im Anfang das eine Bein und erst später im Verlauf der Erkrankung das andere und oft auch die oberen Gliedmaßen. So fehlt im Beginn der Puls in der Arteria dorsalis pedis oder tibialis post. (B. 1.). Auch beide können zur gleichen Zeit verschlossen werden. Da wir unser Augenmerk besonders auf die Frühdiagnose der Endangitis obl. gerichtet haben, sahen wir in diesen Fällen im Arteriogramm Verschlüsse der Arteria tib. ant. oder post. Die Arterien sind oft nicht in ganzer Ausdehnung verschlossen, sondern nur in ihren peripheren Abschnitten. Wir haben aber auch vollständige Verschlüsse einer der genannten Arterien beobachten können. Sobald also die Endangitis klinisch erkennbar ist (sie ruft zu dieser Zeit nur unbestimmte Beschwerden oder überhaupt keine hervor), liegen schon Obliterationen in den eben genannten Arterien vor. Nach längerer oder kürzerer Zeit kommen die Patienten mit einer Verschlimmerung wieder in die Klinik. Nun ist fast immer ein höher gelegener arterieller Abschnitt, wie die Arteria poplitea oder auch später femoralis, nicht mehr pulsierend anzutreffen. Es hat also inzwischen ein herzwärts der früheren Obliteration liegender Verschluß stattgefunden. Bei den Frühbefunden im Arteriogramm sieht man aber an den proximal gelegenen arteriellen Abschnitten keine Konturveränderungen oder sogar stenosierende Einengungen. Im Arteriogramm sind Konturveränderungen, die durch Polster von gewisser Höhe hervorgerufen werden, sehr gut zu erkennen. Das wissen wir aus den arteriographischen Befunden bei der Mediaverkalkung der Extremitätenarterien *(Fontaine, Ratschow, Demel, Sgalitzer, Kollert, Klostermeyer)*. Es kann also für eine große Zahl arteriographierter Endangitiskranker gesagt werden, daß keine Einengungen durch stenosierende Intimawucherungen oder beetförmige Polster in den proximalwärts der Unterbrechung liegenden

Arterienabschnitten vorhanden sind. Insbesondere gibt *Fontaine* an, der über eine große Anzahl arteriographierter Endangitiskranker verfügt, daß Konturveränderungen an den Arterien bei der Endangitis obl. nicht zu sehen sind. Eine allgemeine Verengerung der Arterien haben wir niemals feststellen können. Durch exakte pathologisch-anatomische Untersuchungen, insbesondere von *Buerger*, wissen wir, daß die Verschlüsse in den großen Arterien sehr häufig abschnittsweise und nicht ununterbrochen anzutreffen sind. Diese Tatsache kommt auch im

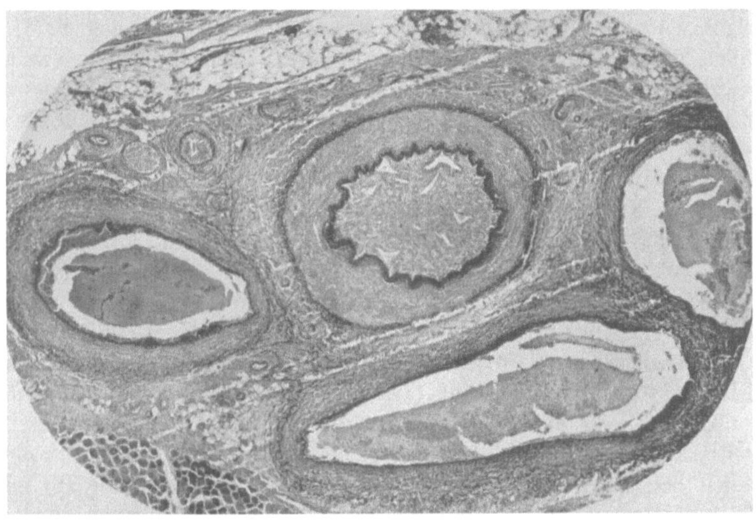

Abb. 5. Gefäßbündel der Arteria tib. ant. des Falles 7. Geringfügig veränderte Elastica interna. Zahlreiche größere und kleinere Gefäßspalten im Verschlußgewebe. Verschlußgewebe relativ kernreich und ohne elastische Einlagerungen. An den Venen frische sekundäre Phlebitis mit lebhafter Intimaproliferation. Mehrere kleine Gefäße durch Intimawucherungen völlig oder zum Teil verschlossen.

Arteriogramm, wie wir in einer früheren Arbeit hervorgehoben haben, besonders zum Ausdruck. Sie ist am besten an einem Bild zu erläutern (Abb. 6 und 7). Nun sieht man in diesen Arteriogrammen distalwärts des obersten Verschlusses noch weite Arterienstrecken gefüllt, die ebenfalls keine Konturveränderungen aufweisen. Es liegen also in diesen Abschnitten auch keine Intimapolster vor. Dieser Befund wird durch pathologisch-anatomische Untersuchungen immer wieder bestätigt. Neben verschlossenen Arterienstrecken sind immer solche anzutreffen, die keine Intimaproliferationen oder sonstige Veränderungen aufweisen. Wir möchten hier besonders auf den Fall 7 unserer Arbeit hinweisen. Wenn der Krankheitsprozeß weiter gegangen ist und höhere Arterienabschnitte verschlossen sind, findet man an den durch Kollateralkreislauf gut versorgten distalen Arterienstrecken keine Konturveränderungen, die auf einengende Intimapolster schließen lassen. Die im Arteriogramm

dargestellten Arterienabschnitte unterhalb des obersten Verschlusses erscheinen wohl kalibermäßig häufiger dünner, aber ohne umschriebene
Verdickungen. Verjüngungen des Gefäßkalibers sieht man öfter kurz
vor einem Verschluß. Das ist auch durch die Untersuchungen von *Stapf*
schon festgelegt worden. Er fand an den Übergangsstellen vom verschlossenen zum offenen Lumen Verjüngungen der Gefäßlichtungen. Die
Verschlußmasse setzte sich oft, wie er beobachten konnte, konisch verjüngend noch ein Stück frei von der Arterienwand ins Lumen fort. Mitunter verlor sich die Verschlußmasse derart, daß ein dicker wandständiger
Ausläufer wie ein Polster noch der Wand anhaftete und sich erst allmählich verlor. Diese Verjüngungen vor einem Verschluß gehen weiter
aus den Beschreibungen und schematischen Zeichnungen *Jäger*s hervor.
Wir möchten diese Tatsachen am Arteriogramm belegen (Abb. 1, 12
und 13).

Welche Folgerungen dürfen wir nun aus den angeführten Befunden
ziehen? Bei Kranken mit einer typischen Vorgeschichte und einem für
die Endangitis obl. charakteristischen Befund fehlen in den großen
Arterien obliterierende Intimaproliferationen, die stenosierend wirken.
Es handelt sich dabei (das möchten wir besonders hervorheben) um die
Arterienstrecken bis zum arteriographisch sichtbaren Verschluß und um
die Arterienstrecken, die distalwärts von Verschlüssen durch Kollateralkreislauf ausreichend mit Blut beschickt werden, über die ja bei der
Arteriographie nur ausgesagt werden kann. Diese Befunde stehen im
Gegensatz zu den Ansichten der Autoren, die meinen, daß die großen
Arterien bei der Endangitis obl. immer durch proliferierende Intimawucherungen verschlossen oder durch sie Stenosen hervorgerufen würden.
Ja, man kann wohl sagen, daß erhebliche beetförmige Intimapolster in
diesen Arterienstrecken nicht vorhanden waren. Wir möchten betonen,
daß dieses für unsere untersuchten Fälle zutrifft und für die Kranken.
die von den obengenannten Autoren untersucht wurden. Wir möchten
es nicht von vorneherein verallgemeinern. Zum Schluß sei noch angeführt,
daß es auch Beobachtungen gibt, wo ein Verschluß zuerst an höheren
Stellen wie in der Art. femoralis oder auch Iliaca einsetzte und die gesamten peripheren Arterienstrecken unverändert oder nur geringfügig
verändert waren *(Riedel, Zoege v. Manteuffel, Cserna, Leriche, Handwerk)*. Das ist aber nicht die Regel bei der Endangitis obl.

Kann man für unsere Schlußfolgerungen nun auch noch sonstige
Argumente anführen? Dazu müssen erst einige Bemerkungen vorausgeschickt werden. Schaltet man eine Arterienstrecke durch doppelte
Ligatur aus, so wird mit der Zeit die darin befindliche Blutsäule organisiert. Wird die Arterienstrecke blutleer gemacht, so wird die Lichtung
durch eine Vakatwucherung der Intima ausgefüllt. Im Verschlußgewebe
sieht man nach langer Zeit nur geringfügige wolkige elastische feine
Fasermassen. Herzwärts und distalwärts obliteriert die Arterie bis zum

Abgang des 1. Seitenzweiges. Eine Intimaverdickung aber erstreckt sich aufwärts und abwärts bis zu den nächsten 4 größeren Seiten- verzweigungen *(Thoma)*. In dieser kon- zentrischen Intimawucherung sind schon

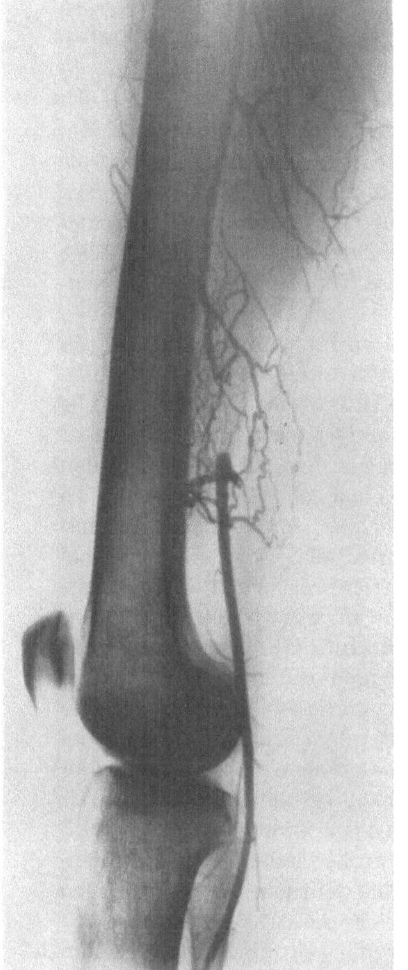

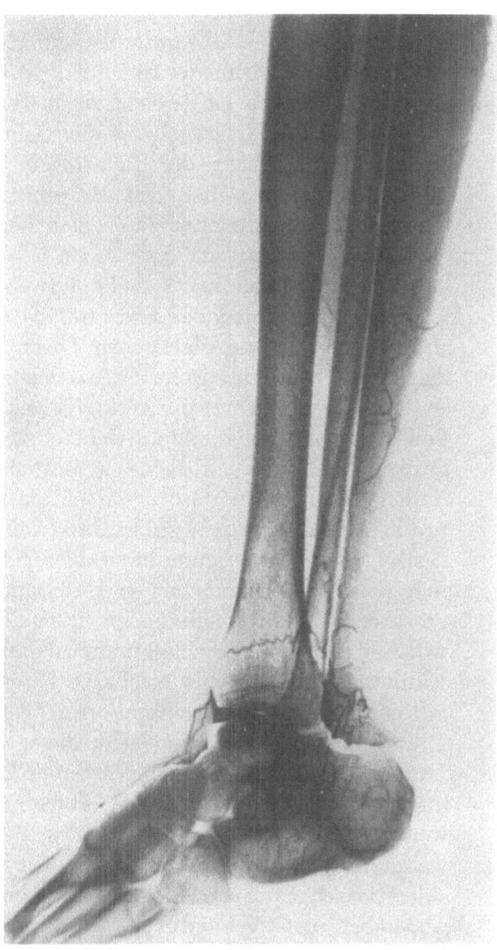

Abb. 6.   Abb. 7.

Abb. 6 und 7. Arteriographie des linken Beines von Fall 11. Arteria femoralis, tib. ant. und peroneae verschlossen. Die Arteria poplitea und tib. post. werden durch Umgehungs- kreislauf von der Arteria fem. prof. her gefüllt. Keine Konturveränderungen an den sicht- baren durch Kollateralkreislauf gut gefüllten Abschnitten. Zu beachten sind die glänzend ausgebildeten Kollateralen.

nach 25 Tagen ringförmig verlaufende elastische Fasermassen zu sehen, die mit der Zeit an Stärke zunehmen. Die Ausbildung elastischer Elemente ist von funktionell mechanischen Einflüssen abhängig *(Jores)*.

Tritt also eine Intimawucherung in einer größeren Arterie ein, so bilden sich, ganz gleichgültig, ob diese entzündlicher, reparatorischer Genese oder durch Anpassungswucherung bedingt ist, unter den funktionellen Einflüssen des Blutstromes mit der Zeit immer stärkere elastische Fasern aus. So sehen wir auch, daß nach Organisation wandständiger Thromben im Organisationsgewebe unter dem funktionellen Einfluß des Blutstromes bald elastische Elemente auftreten. An dieser Stelle möchten wir auch an die erheblichen elastischen zirkulären Intimaverdickungen erinnern, die in den Uterinarterien nach der Geburt auftreten. Auch sie sind als Anpassungswachstum der funktionell veränderten und verminderten Blutströmung anzusehen. Ist das funktionelle Moment des Blutstromes ausgeschaltet, dann entwickeln sich keine oder auch nur geringfügige elastische Fasermassen. Sehr schön ist diese Tatsache an größeren neugebildeten Gefäßen im Verschlußgewebe bei unseren Endangitisfällen zu finden. Diese neugebildeten Gefäße weisen fast immer einen dichten zirkulären Wall von elastischen Fasermassen auf. Es bildet sich eine regelrechte neue elastische Grenzlamelle. Das übrige Verschlußgewebe ist dann nur durchsetzt mit geringfügigen wolkigen elastischen Elementen. Fehlen größere neugebildete Gefäße, so ist bei den Verschlüssen in den großen Gefäßen auch keine wesentliche elastische Imprägnierung zu finden. Man müßte also erwarten, daß sich in entzündlichen Intimaproliferationen in den großen Arterien auch elastische Elemente bei konzentrischer Einengung in zirkulärer Ausrichtung bilden würden, ähnlich wie es in Tierversuchen bei Unterbindungen, wie wir oben erwähnten, zu sehen ist. So schnell können entzündliche Intimaproliferationen nicht wachsen und zum Verschluß führen, daß sich nicht durch den funktionellen Einfluß des Blutstromes elastische Fasermassen ausbilden können. Das gilt natürlich nur für Proliferationen, die unter dem Einfluß des arteriellen Blutstromes stehen. Eingedenk dieser Erwägungen haben wir bei der Untersuchung verschlossener Arterien hierauf besonders geachtet. Wir möchten auch auf zahlreiche Abbildungen in anderen Arbeiten hinweisen. Man sieht an den verschlossenen großen Arterien die Arterienwandungen in ihren einzelnen Teilen sehr deutlich. Die ehemaligen sklerotischen Intimaverdickungen lassen sich meistens sehr gut scharf gegenüber dem Verschlußgewebe abgrenzen. Bei jüngeren Patienten kann die ehemalige Intima sehr schmal sein. Bei älteren kann sie aber auch erheblich verdickt sein. Wir wissen, daß die sklerotischen Intimaveränderungen gerade an den Arterien der unteren Extremitäten und auch seit *Hallenbergers* Untersuchungen an den Arterien des Unterarmes schon im jungen Alter besonders ausgeprägt sein können, ohne daß ihnen wesentliche krankhafte Bedeutung zukommt. Diese sklerotischen Intimaverdickungen sind also auch im histologischen Bild der Gefäße bei der Endangitis obl. vorhanden und lassen sich, wie schon gesagt, vom Verschlußgewebe abtrennen. Ursprünglich flache kleine Beete wölben sich durch die Verengerung der Lichtung infolge des schrumpfenden Bindegewebsverschlusses, was immer an der starken, oft bogigen Fältelung der Elastica interna zu erkennen ist, polsterförmig vor und rufen so den Eindruck einer vorher bestehenden stärkeren Intimasklerose hervor. Im Verschlußgewebe selbst sehen wir an vielen Arterienabschnitten keine elastischen Fasermassen, die darauf schließen lassen, daß der Verschluß durch ein konzentrisches oder exzentrisches Wuchern der Intima erfolgt ist. Auf die Veränderungen der Intima bei ausgeschaltetem oder erheblich gemindertem Blutstrom werden wir in arteriographischer und pathologisch-anatomischer Hinsicht noch eingehen.

Diese Überlegungen, zusammen mit den klinischen und arteriographischen Befunden, haben uns dazu gebracht, mindestens für einen großen Teil der Endangitiskranken in Erwägung zu ziehen, daß die Verschlüsse in den großen Schlagadern von arteriellen Thromben ohne vorhergegangene entzündliche Intimawucherungen herrühren müssen. Klinisch muß ja der abschnittsweise erfolgte Verschluß der großen Arterien dieselben Krankheitserscheinungen und Untersuchungsbefunde ergeben, wie die An

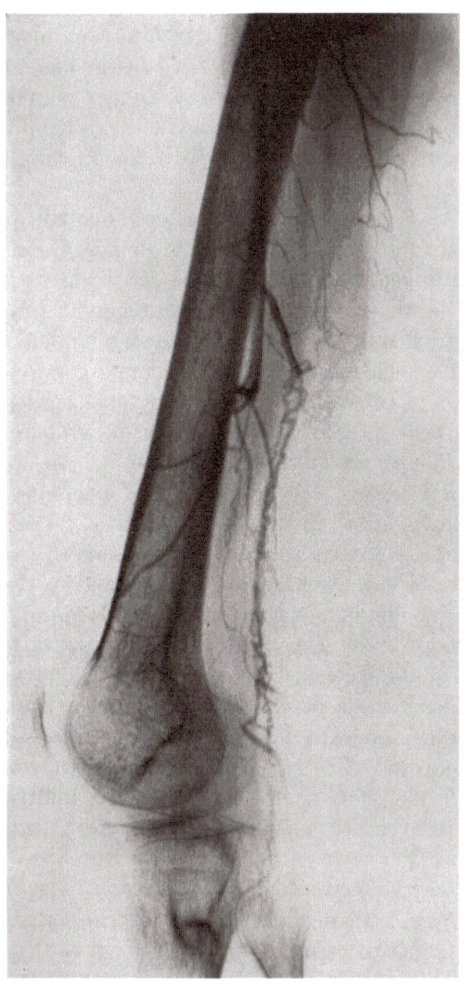

Abb. 8. Arteriographie vom linken Bein des Falles 7. Verschluß im unteren Drittel der Arteria femoralis. Keine Konturveränderungen an dem sichtbaren Teil der Art. fem. Kollateralkreislauf zu einer weiten Art. suralis? Siehe dazu den Gefäßbefund des amputierten Unterschenkels.

nahme der Entstehung der Verschlüsse allein durch Intimawucherungen, oder Intimawucherungen, die die Gefäßlichtung weitgehend einengen und durch eine Thrombusbildung an diese Einengungen, von der die Lichtung vollständig verschlossen wird. Nun stand für uns im

Vordergrund, weiteres Beweismaterial heranzuschaffen und eine Erklärung für die anderen wechselvollen Befunde an den Arterien und Venen zu geben. Es mußte aber auch eine Übereinstimmung unserer Ansicht mit den zahlreich in der Literatur niedergelegten Befunden und Beobachtungen erzielt werden. Diese können ja nicht einfach übergangen oder abgestritten werden, indem man nur sein eigenes Untersuchungsmaterial heranzieht und dieses allein als maßgebend für den ganzen unter dem klinischen Bild der Endangitis obl. verlaufenden Krankenbestand betrachtet.

Es ist schon auffällig, daß sich bei unseren beiden Sektionen frische thrombotische Verschlüsse in der Aorta befanden, ohne daß die Wandungen außer geringfügigen arteriosklerotischen, dem Alter entsprechenden Veränderungen einen Anhaltspunkt für ihre Entstehung boten. Aber auch aus den Sektionsbefunden anderer Autoren können noch weitere Einzelheiten in dieser Beziehung gewonnen werden. Es sind noch nicht viele Ganzsektionen veröffentlich worden. Die Berichte darüber lassen aber die Thromboseneigung in großen Arterienabschnitten erkennen. *Buerger* fand unter 4 Sektionen bei zweien erhebliche arterielle Thromben. Bei seinem Fall 2 sah er eine arterielle Thrombose in der Arteria fem. links, iliaca links, in der Aorta auf Geschwüren knopfförmiger Polster, in der Arteria coeliaca und mesenterica superior. Im Sektionsfall 4 fand er in der Aorta einen obturierenden Thrombus in Organisation, ferner einen in der Arteria renalis. *Perla* konnte nach Jäger eine frische Thrombose in der Arteria iliaca rechts und links, in der Aorta und der Arteria renalis beiderseits nachweisen. *Nordmann* und *Reuys* entdeckten sie in der Arteria iliaca beiderseits, *Jäger* bei 4 Sektionen teils parietal, teils obturierend in der Aorta, in der Iliaca und im Fall 3 und 4 in der Arteria carotis. Zuletzt sei der Sektionsfall von *Spatz* angeführt. Bei diesem fanden sich nach seinem Bericht multiple wandständige Thromben im Bereich der ganzen Aorta. Im Aortenbogen war eine geschwürige Stelle, an der sich in der Tiefe bei der histologischen Untersuchung atheromatöse Veränderungen befanden. Die Arteria carotis interna war, wie *Spatz* erklärt, durch einen zweifellos organisierten Thrombus verschlossen. In der rechten Carotis interna sah er ebenfalls ausgedehnte wandständige Thrombenbildung und weiter auch in der Arteria iliaca communis. Auf die Befunde des 2. Sektionsfalles von *Buerger*, des 2. und 3. *Jäger*s soll später noch besonders eingegangen werden, ebenfalls auf die Sektionsbefunde des Falles von *Spatz*. Es sind hier Beobachtungen gemacht worden, die für die Frage der Überschneidung von Endangitis obl. und Arteriosklerose von Bedeutung sind. Bei den Thrombusbefunden in den großen Schlagadern der übrigen Sektionen hat man keine entzündlichen Intimaproliferationen als Ursache beschrieben. Auch bei unseren beiden Sektionen wurden keine Wandveränderungen, insbesondere keine entzündlichen Intimawucherungen, die vielleicht sekundär für die Thrombusentstehung in Frage kämen, gefunden. Wenn nun der Einwand erhoben wird, daß es sich um Thrombusentstehungen im Endstadium der schweren Erkrankung gehandelt haben könnte, so ist unseres Erachtens dieser Einwand nicht stichhaltig. Die Häufigkeit der arteriellen Thromben ist zu auffällig, als daß sie übersehen werden dürfte. Es lassen sich aber noch etliche klinische Beobachtungen anfügen. Vorerst möchten wir aber auf die übrigen Gefäßbefunde eingehen und den Versuch machen, sie in den nach unserer Ansicht ablaufenden Krankheitsprozeß einzuordnen.

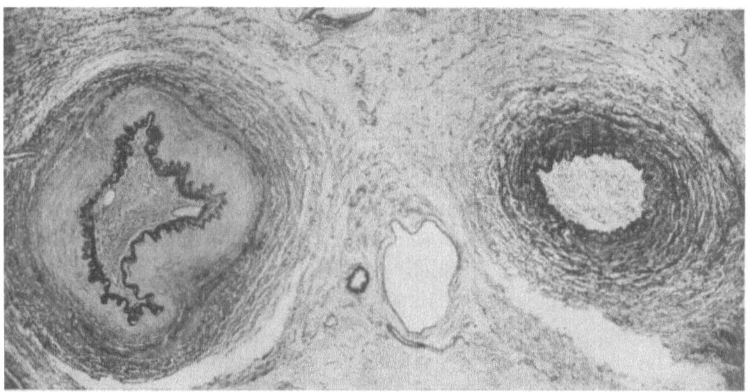

Abb. 9. Gefäßbündel der Arteria dorsalis pedis von Fall 6. Arterie und Vene verschlossen. Im Verschlußgewebe keine elastischen Elemente. Lamellen der Elastica interna der Arterie durch Bindegewebswucherung auseinandergedrängt. Braunes Pigment im Verschlußgewebe.

Aus der Literatur geht hervor, daß die meisten Vertreter der *Winiwarter*schen Ansicht, von wenigen Ausnahmen abgesehen, nur über die histologischen Befunde von Amputationspräparaten verfügen. Es liegt in der Natur der Gefäßbefunde an Amputationspräparaten, besonders wenn man die klinische Verlaufsform der Endangitis obl. nicht berücksichtigen konnte, daß die Schlußfolgerung von der primären entzündlichen Intimaproliferation, die die Gefäße verschließt, gezogen wurde. Wir wissen heute, daß die Erkrankung schubweise verläuft. Zuerst werden meistens die peripheren Teile der Extremitätenarterien befallen. Dann werden höhere Abschnitte häufig unter Freilassen von weiten oder kurzen Arterienstrecken proximalwärts vom alten Verschluß ergriffen. Zuletzt bringt nicht selten, wie wir gesehen haben, eine Thrombose der Aorta den Höhepunkt dieses furchtbaren Krankheitsverlaufs. Betrachtet man nun die einzelnen Veränderungen an den großen, mittleren und kleineren Arterien und Venen, so lassen sich die histologischen Bilder, ohne ihnen Zwang anzutun, ohne weiteres einordnen.

Nehmen wir an, es entwickelt sich in den peripheren Arterienstrecken des Beines ein thrombotischer Verschluß, so erfolgt eine Ausschaltung von Seitenzweigen. Ein Teil der Seitenzweige wird rückläufig seines früheren Blutstromes durch Kollateralkreislauf wieder mit Blut beschickt. Es müssen aber auch einige Seitenäste kollabieren. Andere werden die herabgesetzte Blutströmung mit kompensatorischen Intimawucherungen beantworten. Unser noch junger und frischer Fall 7 zeigt uns diese Verhältnisse eindringlich. Zuerst sind die Arteria tib. ant. und peronea im ganzen Verlauf verschlossen worden. Später erfolgte ein höherer Verschluß in der Arteria poplitea. Einige Monate nach Eintreten dieses Ereignisses ist es zur Gangrän gekommen. Die Art. tib. post. wurde verschont. Im Bereich der Arteria tib. ant. und peronea finden sich Arterien mit Einengung der Lichtung durch Intimawucherungen. Im Bereich der Arteria tib. post. konnten wir außer unwesentlichen derartige Veränderungen nicht entdecken. Es ist in Fall 7 durch unsachgemäße Behandlung sehr frühzeitig zur Gangrän gekommen. Auch in der Umgebung der verschlossenen Art. radialis r. fanden wir eine typische konzentrische Einengung der Lichtung durch Intimaproliferation. Treten nun nach Bestehen von peripheren Arterienverschlüssen schubweise immer höher liegende Verschlüsse auf, so werden die ausgeschalteten blutleeren Seitenzweige, die nicht kollabieren können, durch Vakatwucherungen, ähnlich wie bei experimentell ausgeschalteten Arterienstrecken oder den Nabelgefäßen nach der Geburt ausgefüllt werden. Da auch die distalwärts von Verschlüssen liegenden Abschnitte großer Arterien vielfach durch Kollateralkreislauf nicht mehr ausreichend mit Blut beschickt werden können, so wird sich das Lumen ebenfalls durch Intimahyperplasien dem veränderten Blutstrom anpassen (unterer Abschnitt der Art. tib. post., Fall 7). Endlich führt auch die Umstellung der arteriellen Strombahn auf frühere Seitenzweige an den größeren und mittleren und kleineren Arterien zum Wachstum der ganzen Wand, um ihrer neuen Funktion gerecht zu werden. Wir sehen in Abb. 6 und 7 ein Arteriogramm, aus dem sehr schön die Vergrößerung der Arteria femoralis profunda. und der Seitenäste, die als Kollateralen zur Arteria poplitea, die ebenso wie die der Arteria tib. post. nicht verschlossen ist, hinziehen. Es müssen aber durch neue Schübe auch in schon veränderten Arterien sich Anpassungswucherungen der Intima bilden. So sind die Bilder zu erklären, die eine schubweise Intimaverdickung oder einen schubweise verlaufenden völligen Verschluß erkennen lassen. Es können sich selbstverständlich auch Thromben an die alten Verschlüsse direkt anschließen. Es ist aber durch arteriographische und pathologisch-anatomische Untersuchungen erwiesen, daß sich die Verschlüsse in den großen Arterien wahllos, ohne daß wir eine Gesetzmäßigkeit bis heute darin erblicken können, ausbilden. Die Erhaltung von Gliedmaßen mit Verschluß der Arteria femoralis oder sogar iliaca läßt sich auch nur durch diese Tatsache erklären. Es sind immer Arterienstrecken frei, die durch Kollateralkreislauf zur Versorgung der peripheren Abschnitte herangezogen werden.

Diese Anpassungs- und Vakatwucherung der Intima an den großen
Arterien distalwärts von Verschlüssen sind auch unter besonders günstigen
Umständen im Arteriogramm zu sehen. Wir möchten an dieser Stelle
ein Arteriogramm eines Mannes in den mittleren Jahren zeigen. Seine
Krankengeschichte ist später unter Fall 26 angeführt. Bei der früheren
klinischen Behandlung waren die Pulse in der Arteria tib. post., ant. und

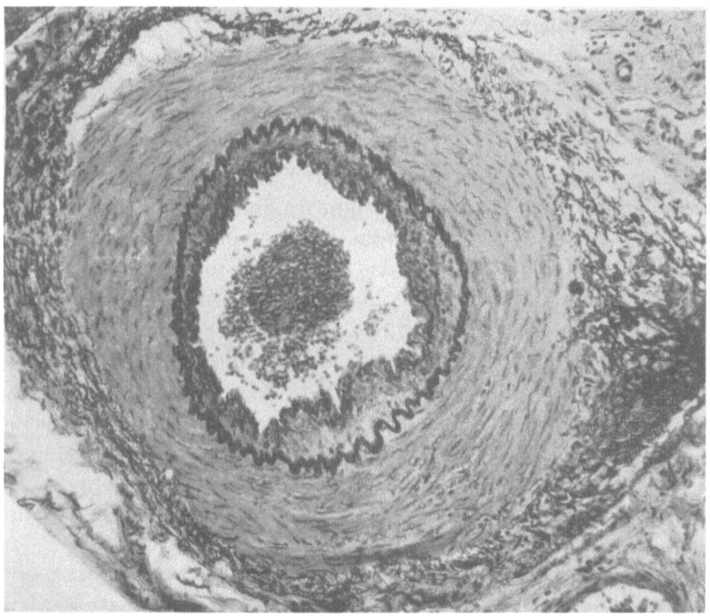

Abb. 10. Seitenast einer verschlossenen mittleren Arterie von Fall 7. Konzentrische, zum
Teil polypöse Intimawucherung jüngerer Natur. Abgrenzung zum Lumen durch eine feine
neugebildete Grenzmembran. Sonst in der Intimawucherung noch keine elastischen Fasern
(jüngere Anpassungswucherung).

poplitea nicht zu fühlen. Den linken Unterschenkel hatte er schon früher
verloren. Bei der späteren Wiederaufnahme war der Puls in der Arteria
femoralis des noch erhaltenen Beines rechts nun auch verschwunden.
Wir haben darauf eine Arteriographie ausgeführt, da bei der operativen
Freilegung die Arteria femoralis schlaff und nicht durch Verschlußgewebe
verstopft war. Im Arteriogramm war die Arteria femoralis bis zur Arteria
poplitea gefüllt. Die Arteria poplitea war verschlossen. Über das Rete
articulare genus füllte sich etwa noch das mittlere Drittel der Arteria tib.
ant. Nach Herausziehen der Nadel aus der Arteria femoralis sickerte
ein geringer, träger Blutstrom aus der Einstichstelle. Nach einer halben
Stunde stellte sich die Arteria femoralis nur noch ganz schwach dar,
sie hatte also noch einen langsamen Abfluß über das offene Stück der
Arteria tib. ant. Es besteht auch die Möglichkeit, daß der Blutstrom

sich gegen die gewöhnliche Verlaufrichtung durch einen Seitenast in die ausgeschaltete Arteria femoralis ergoß. Nun sahen wir eine erhebliche Kaliberveränderung der Arteria femoralis mit starken Konturveränderungen, besonders im unteren Abschnitt (Abb. 14 und 15). Die Konturveränderungen sind in diesem Falle wohl mit Sicherheit durch Vakatwucherungen der Intima bedingt. Das gefüllte Stück der Arteria tib. ant. ist kalibermäßig verdünnt und verläuft nach unten hin etwas konisch zu. Auf die eigentümliche Veränderung an der Unterbrechungsstelle selbst wollen wir noch besonders eingehen. Die Kontrastmasse fließt an der einen Wandseite in einem Spalt noch etwa 1 cm tiefer. Es muß also an dieser Stelle eine Gefäßlichtung sein, die von einem zapfenförmigen wandständigen Ausläufer der Obturationsmasse eingeengt wird. Würden nun nach Amputation des Beines Schnitte durch die unteren Teile der Arteria femoralis gelegt worden sein, ohne an das oben Gesagte zu denken, dann müßte selbstverständlich beim Untersucher der Eindruck einer primären Intimawucherung, die das Lumen einengt, entstehen. Ähnliche Überlegungen kommen für Schnitte in der Gegend des Verschlusses in Betracht. Es müßte an der Stelle der Unterbrechung in der Arteria tib. ant. eine spaltförmige Lichtung erscheinen, die durch eine exzentrische Einengung der Lichtung von einem wandständigen Ausläufer der Obturationsmasse herrührt. Auch bei Schnitten nahe eines Verschlusses ist selbstverständlich die Intima konzentrisch verdickt. Den experimentellen Beweis hat *Thoma,* wie wir schon früher erwähnt haben, erbracht. Auch in den Befunden der Arbeit von *Stapf* oder *Jäger* kommen die Lichtungseinengungen vor einem Verschluß deutlich zum Ausdruck.

Entstehen nun durch „etagenförmige" Verschlüsse der Gliedmaßenschlagadern im Verlauf der Endangitis Intimaproliferationen als Anpassungswachstum, so wird die eingeengte Lichtung nach Ausbildung eines guten Kollateralkreislaufs weiter durch einen zwar veränderten Blutstrom durchflossen. Es muß in diesen Intimaproliferationen im Laufe der Zeit durch die funktionell-mechanische Einwirkung des Blutstromes auch eine elastische Imprägnierung erfolgen. Wir finden in großer Anzahl an den mittleren und kleinen Arterien erhebliche Intimawucherungen mit elastischen Elementen. Bei einiger Aufmerksamkeit findet man auch immer kollabierte Arterien, deren schmale Lichtung durch einen Bindegewebsstreifen ausgefüllt ist, oder die Intima der beiden gegenüberliegenden Seiten ist miteinander verwachsen. Ferner sieht man Arterienlichtungen, die völlig durch Bindegewebe verschlossen sind. Im Verschlußgewebe sind keine oder nur geringfügige elastische Fasermassen nachzuweisen. Diese Verschlüsse können entweder durch eine Thrombose oder durch Vakatwucherung infolge völliger Ausschaltung der Arterie entstehen. Die Intimaverdickungen mit nur ganz geringfügigen zarten elastischen Fasern sind entweder an Arterien, die vom Blutstrom abgeschaltet sind und deren Lichtungen völlig zuwachsen, zu sehen, oder es handelt sich bei ihnen um noch junge Anpassungswucherungen, an denen sich das funktionelle Moment des Blutstromes noch nicht genügend lange auswirken konnte. Auf die Arterien, die eine deutliche schubweise entstandene Intimawucherung oder einen schubweisen Verschluß erkennen lassen, brauchen wir nicht mehr besonders einzugehen.

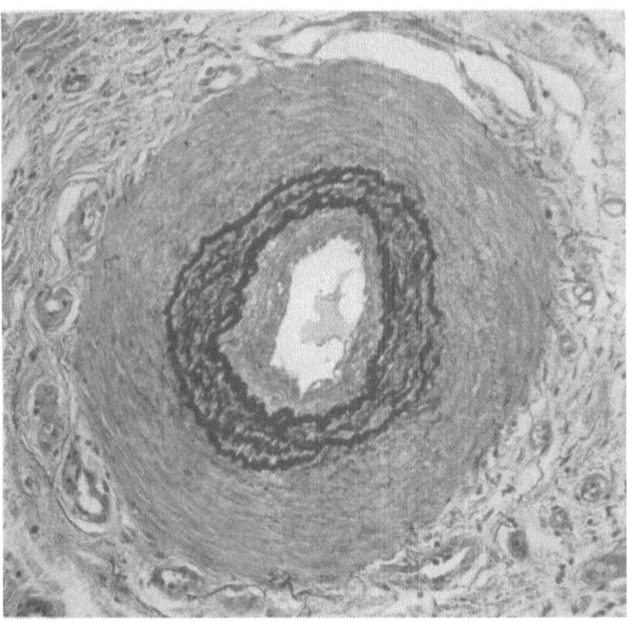

Abb. 11. Arterie von Fall 3. Seitenast einer verschlossenen mittleren Arterie. Ehemalige Elastica interna gut zu erkennen. Lumenwärts neue dicke elastische Grenzmembran. Zwischen den beiden feinere elastische Elemente. Weiter lumenwärts von der neuen elastischen Grenzmembran konzentrische Intimawucherung ohne elastische Elemente (ältere in Schüben erfolgte Anpassungswucherung).

Die Veränderungen an den Venen sind wohl nicht einheitlicher Genese. Es muß überhaupt die Frage aufgeworfen werden, ob nicht die Veränderungen an den Venen zum großen Teil sekundärer Natur sind. In unserem jungen Fall 7 fanden sich alte Verschlüsse in der Arteria tib. ant. und peronea. Die begleitenden Venen wiesen eine frische schwere Phlebitis auf, die durch die Ulceration am Fuße bedingt war. Aber weitgehende Thrombosen in den Venen sind keine Besonderheiten und werden immer gefunden. Bei mangelhafter Blutzufuhr durch mehrere Unterbrechungen in der arteriellen Strombahn müssen sich auch in den Venen zusätzliche Veränderungen bilden. Besonders aber die durch die Ischämie hervorgerufenen entzündlichen Erscheinungen und häufigen kleinen Ulcerationen an den Spitzen werden für einen großen Teil der Venenveränderungen verantwortlich zu machen sein. Diese sich überschneidenden Bilder sind nicht auseinander zu halten.

Zur Frage der entzündlichen Erscheinungen, die in Form von Rundzellen und ödematösen Auflockerungen gefunden werden, noch einige

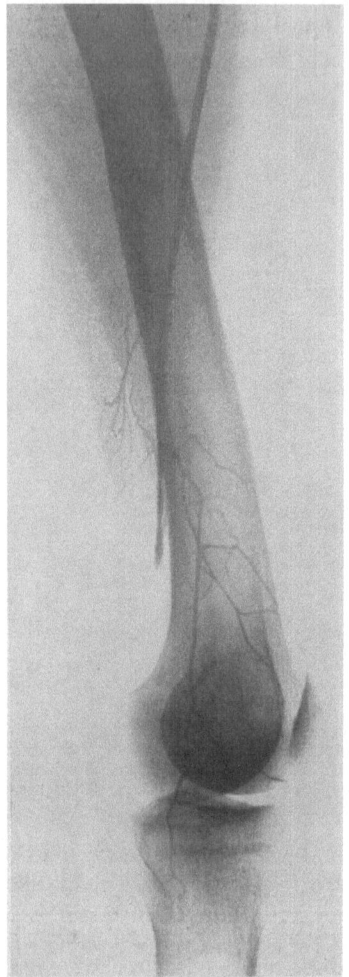
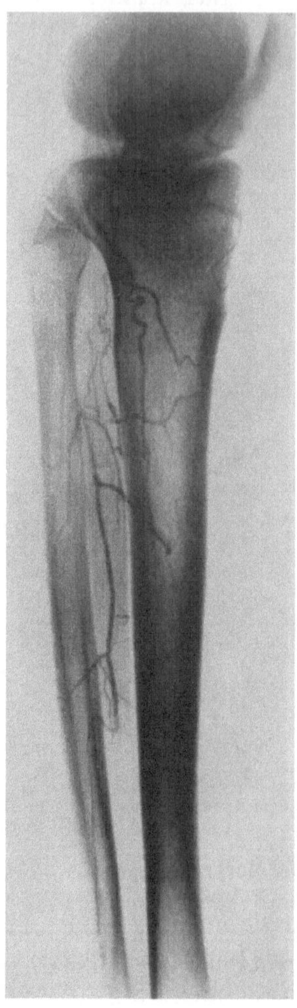

Abb. 12.   Abb. 13.

Abb. 12 und 13. Arteriographie des rechten Beines von Fall 26. Frischer Verschluß in der
Arteria iliaca. Kontrastmittel in die pulslose und schlaffe Arteria fem. gespritzt. Art. fem.
gefüllt. Lichtung eingeengt. Stärkere Verjüngung vor dem Verschluß. Durch das Rete
art. gen. füllt sich ein noch offener Abschnitt der Art. tib. ant.

Bemerkungen. Es müssen mehrere Komponenten ihrer ursächlichen
Genese unterschieden werden. Zuerst treten in thrombosierten Arterien
entzündliche Resorptionsinfiltrate, die wir von jeder Thrombenorgani-
sation kennen, auf. Wir finden sie bei frischen thrombotischen Verschlüssen in der Adventitia und Media. Zweitens werden durch die

Ischämie, die sich durch neueinsetzende Verschlüsse mit der Zeit verstärkt und in den peripheren Teilen der Gliedmaßen auch ohne Nekrosen einen an Nekrobiose nahe herankommenden Zustand vor allem in der Muskulatur hervorruft, heftige entzündliche Erscheinungen mit ödematösen Durchtränkungen ausgelöst. Als letztes kommen die später auftretenden Nekrosen und Ulcerationen noch hinzu, die weitere entzündliche Veränderungen bewirken. Wir wissen, daß Entzündungen an den Gliedmaßen besonders gern an den Gefäß- und Nervenbündeln nach oben hin weiterkriechen. Bei Ulcerationen treten immer weit vom Ort derselben knötchenförmige und diffuse Rundzelleninfiltrate auf.

Denecke hat das hervorgehoben und durch seine Untersuchungen bestätigt, die gerade im Hinblick der von vielen Autoren angegebenen entzündlichen Erscheinungen bei der Endangitis in der Umgebung und in den verschlossenen Gefäßen selbst angestellt wurden. Nicht beachtet haben auch viele Autoren die schweren Veränderungen, die in der Muskulatur angetroffen werden. Die Muskulatur ähnelt bei fortgeschrittenen Fällen den Frühbildern bei der ischämischen Kontraktur, was ja nicht zu verwundern ist. Sieht man in den Verschlüssen, der Gefäßwandung oder der näheren Umgebung Rundzelleninfiltrate, so werden sie bei einiger Aufmerksamkeit auch in der Muskulatur, in den Nervenbündeln in der weiteren Entfernung oft in noch stärkerem Ausmaß nicht vermißt. Besonders halten wir die Rundzelleninfiltrate um kleine Gefäße, oft in zwiebelschalenförmiger Anordnung, die wir beschrieben haben und die auch *Jäger* hervorgehoben hat, als sekundär bedingt. Sie führen in dieser Hinsicht zu einer sekundären Angiitis. Auch *Spatz* hat die entzündlichen Infiltrate an den Gefäßen als symptomatisch gedeutet. Bemerkenswert ist, daß man an vielen mittleren und kleineren Arterien mit erheblichen Intimawucherungen keine entzündlichen Erscheinungen findet. Es entspricht ihrer nichtentzündlichen Genese als Anpassungswucherung im Sinne *Thomas*, was auch schon *Jäger* vertreten hat. Es sind also zahlreiche komplexe Vorgänge, die das verwirrende histologische Bild an den Gefäßen bei der Endangitis obl. hervorrufen. Wir möchten annehmen, daß auch, allerdings selten, primäre schwere Entzündungen der Arterien mit anschließender Thrombose zu einem der Endangitis obl. ähnlichen Krankheitsbild führen können. Es müßte durch eine der Periarteriitis nodosa gleichende Erkrankung hervorgerufen werden, was in der Tat von *Jäger* beobachtet wurde. Es ist auch wohl zweifellos, daß sich im Endstadium der Endangitis obl. bei großen ausgedehnten Thrombosierungen, wie sie in der Aorta gefunden wurden oder bei septischen Erscheinungen infolge großer Decubitalgeschwüre Veränderungen der Innenhaut an Gefäßen ausbilden können. Wir glauben, daß die geringfügigen ausgesprochenen Endothelveränderungen in unserem 1. Sektionsfall an den kleinen Gefäßen des Oberarmes dieser Genese sein dürften, wenn nicht sogar ein Teil als postmortale Veränderungen

zu deuten wäre. Dieses Gebiet ist noch unerforscht und birgt noch zahlreiche Aufgaben für ein Studium.

Gegen den primären Beginn der Endangitis obl. in den mittleren
und kleinen Gefäßen in Form von entzündlichen Intimaproliferationen
sprechen der klinische Verlauf und auch die arteriographischen Befunde.
Bei Verschlüssen in wichtigen großen Arterienabschnitten sehen wir oft
noch eine ausreichende Blutzufuhr durch Kollateralen und kleine Arterien
zu den peripheren Teilen. Im Arteriogramm kommt der ausgezeichnete
Kollateralkreislauf zur Darstellung. Wenn nun die kleinen Arterien primär
erkrankt wären, würde der Kollateralkreislauf nicht in einem solchen
Umfang und Ausmaß funktionieren. Wir möchten hier nochmals auf die
Gefäßbefunde im Fall 7 hinweisen. Nur im Bereich der verschlossenen
Arteria tib. ant. und peronea waren an einigen kleinen Gefäßen wesentliche typische Intimahyperplasien zu finden. Für die sekundäre Beteiligung der kleinen Arterien spricht auch, daß bei den schon früher erwähnten Amputationsbefunden mit hohen Verschlüssen keine oder nur
auffallend geringfügige Veränderungen distalwärts der Verschlüsse gesehen
wurden. Bekommt z. B. ein Kranker mit einer Mediasklerose eine arterielle
Thrombose, so stellt sich fast schlagartig eine periphere Extremitäten-
nekrose ein. Die Zweige und Kollateralen sind dann ebenfalls schwer verändert und gealtert und können neben der nicht immer herabgesetzten
Herzkraft keinen Ausgleich für den im Vergleich zur Endangitis obl.
geringfügigen Ausfall einer arteriellen Strecke herbeiführen. Im Vordergrund des klinischen und pathologischen Geschehens steht, wie wir
glauben und auch belegen konnten, bei der Endangitis obl. vielfach die
durch primäre arterielle Thrombose bedingte Ischämie. Es will nur
schwer einleuchten, wie es in einer arteriellen Strombahn mit schnell-
fließendem Blut zur Thrombose kommt. Es ist daran zu erinnern, daß
häufig Coronarthrombosen bei geringfügigen arteriosklerotischen Veränderungen gefunden werden, während sie bei viel schwereren Veränderungen ausbleiben. Es muß außer der faßbaren Gefäßveränderung noch
ein anderes Moment eine erhebliche Rolle spielen, das wir heute noch nicht
kennen.

Nach diesen unseren Ausführungen muß noch weiteres Beweismaterial herangezogen werden. Es ist verständlich, daß es nur selten
gelingt, einen frischen Verschluß in einer Arterie bei einer beginnenden
Endangitis zur Untersuchung zu bekommen. Zuerst aber möchten wir
unsere Ansicht, daß die Intimawucherungen distalwärts von Arterienverschlüssen als Anpassungswucherungen anzusehen sind, durch in der
Literatur niedergelegte einschlägige Befunde stützen. Diese kommen
nicht nur bei der gewöhnlichen Endangitis obl. vor, sondern auch bei
Verlegungen von Arterienlichtungen aus allen möglichen anderen Ursachen.
Ferner möchten wir Befunde anderer Autoren anführen, die erkennen
lassen, daß die Verschlüsse in den großen Arterien bei der Endangitis
obl. von einer Thrombosierung herrühren.

Krampf fand Intimawucherungen in den peripheren Arterien, die den bei der Endangitis obl. gefundenen gleichen, bei einer traumatischen Thrombose in der Arteria poplitea. Seine Befunde sind einwandfrei. Es können aber selbstverständlich nicht so ausgedehnte und schwerwiegende Veränderungen erwartet werden, wie bei einer gewöhnlichen

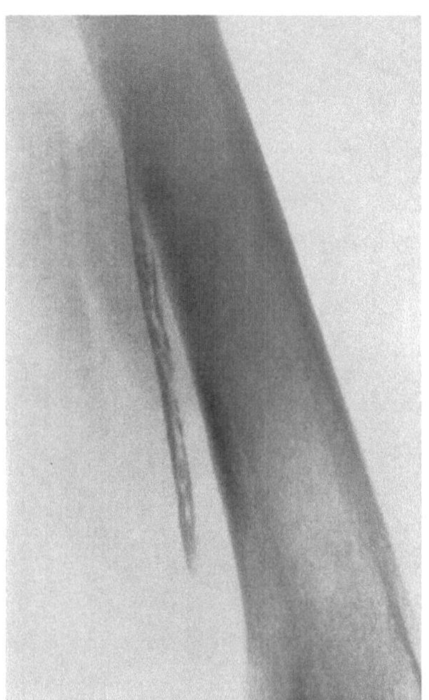
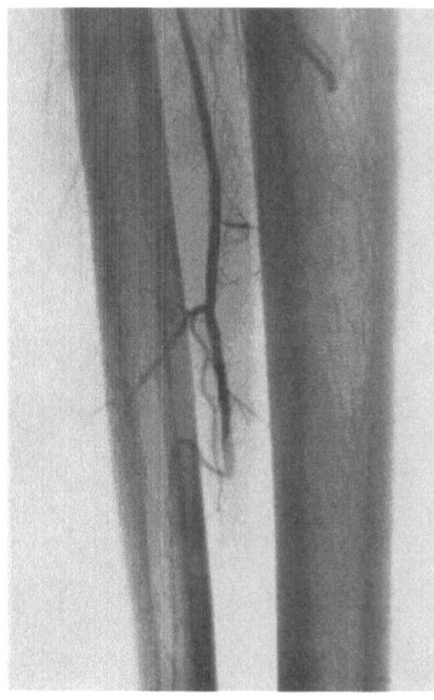

Abb. 14. Abb. 15.

Abb. 14 und 15. Vergrößerung des unteren Abschnittes der Arteria fem. und tib. ant. von Abb. 12 und 13. Konisches Zulaufen der Art. fem. vor dem Verschluß. Schwere Konturveränderungen, die durch Anpassungswucherungen der Intima infolge einer fast völligen Aufhebung der Zirkulation in der Arterie hervorgerufen wurden. Kurz vor der Unterbrechung in der Art. tib. ant. sieht man eine Einengung der Lichtung durch ein wandständiges Polster, das von einem Ausläufer der Verschlußmasse herrührt. Histologische Schnitte durch die Art. fem. müssen das Bild der diffusen und polsterförmigen Intimawucherung ergeben und solche durch den unteren Abschnitt der Art. tib. ant. das Bild der Endarteriitis angustans.

sog. Endangitis obl., da bei ihr der Verschluß schubweise erfolgt und zur Obliteration mehrerer Abschnitte führt. Den Sektionsbefund von *Spatz* haben wir schon erwähnt. Vor kurzem hat *Sorgo* in einer Arbeit über Carotisverschlüsse einen in dieser Hinsicht interessanten Befund mitgeteilt. Bei einem 45jährigen Mann fand sich eine hochgradige Arteriosklerose beider Arteriae carotis. Die Lichtungen waren fast völlig verlegt. Die Untersuchung des Gehirns erfolgte von *Spatz*. Er fand in den Hirngefäßen distalwärts eine Thrombangitis obl. Leider sind die Befunde von einem 36jährigen Mann, der links einen Carotisverschluß durch einen organisierten Thrombus infolge hochgradiger Arteriosklerose und rechts in der Carotis eine arteriosklerotische Lumeneinengung mit thrombotischen Anlagerungen aufwies, nicht näher angeführt. Der Befund sollte noch von *Lindenberg* beschrieben werden.

Nun haben *Lindenberg* und *Spatz* neuerdings zusammenfassend über die cerebrale Form der *Winiwarter-* und *Buerger*schen Krankheit an einem großen Material berichtet. Bei 22 Fällen fanden sie die Ver-

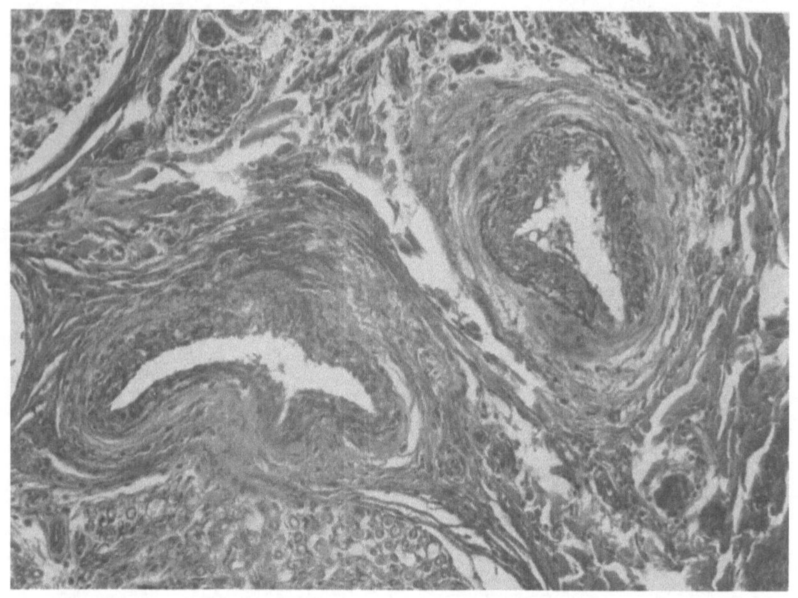

Abb. 16. 2 Arterien im Nervenbündel, das die Art. tib. ant. von Fall 7 begleitet. Frische konzentrische Endothelproliferation ohne elastische Imprägnierung. Ödematöse Auflockerung des umliegenden Gewebes. Dichte Rundzelleninfiltrate um kleinere Gefäße. Um eine Capillare „zwiebelschalenförmige" Anordnung der Rundzellen.

änderungen der Thrombangitis obl. an den Hirngefäßen mit entsprechenden Befunden am Gehirn. Sie stellen folgende charakteristische Merkmale kurz zusammen, die hier im Auszug zum Teil wiedergegeben werden sollen. 1. Wucherung der Endothelzellen (Endarteriitis) an den am meisten distalgelegenen arteriellen Ästchen und auch kleineren intracerebralen Zweigen. 2. Thrombosierung der herzwärts folgenden kleinen und mittleren vorwiegend an der Konvexität gelegenen arteriellen Äste, die auf verschieden weiten Strecken hin zu verfolgen ist, sich aber nicht bis in die gröberen Hauptäste an der Basis fortsetzt. 3. Bei einem Teil der Fälle, aber nicht bei allen besteht weit ab von den stets vorhandenen obigen Veränderungen eine unabhängige Thrombenbildung in den großen Arterienstämmen, insbesondere in der Arteria carotis interna. Die einzelnen Befunde sind leider nicht ausführlich wiedergegeben. Es sollen sich Menschen von über 60 Jahren und sogar eine 80jährige Frau darunter

befinden. Gerade bei den älteren Leuten könnten freilich andere Gefäß-
erkrankungen, besonders die Arteriosklerose, überlagernd wirken, so
daß die Differentialdiagnose auch in Zukunft in gewissen Fällen schwierig
bleiben dürfte.

Unter diesem Material befinden sich auch wohl die beiden oben angeführten und von *Sorgo* mitgeteilten Fälle. Wir glauben, daß wir nach
unseren Ausführungen nicht viel zu diesen Befunden hinzuzusetzen
brauchen. *Lindenberg* und *Spatz* haben nicht eine funktionelle Veränderung des Blutstromes in den distalwärts von thrombotischen Verschlüssen liegenden Arterienabschnitten und die dadurch hervorgerufene
Anpassungswucherung in Erwägung gezogen. Der Befund an den Gehirn-
gefäßen entspricht ganz den Erfahrungen, die wir gesammelt haben.
Schubweise Entstehung von Arterienthrombosen, gewöhnlich, aber
nicht immer, distalwärts beginnend. Anscheinend sind doch auch zahlreiche Thrombosen der Arteria carotis unter ihren Fällen. Wir glauben,
daß sich darunter auch Thrombosen befinden, bei denen die Arteriosklerose
sicherlich eine erheblich fördernde, wenn nicht ursächliche Rolle gespielt
hat. Die gefundene „Endarteriitis" muß sich zwangsläufig in den vom
Blutstrom abgeschlossenen Seitenästchen entwickeln, ebenso in den
Ästen mit einer erheblichen Minderdurchblutung. Ausgenommen bleiben
natürlich die Abschnitte, die durch Kollateralkreislauf ausreichend mit
Blut beschickt werden. Die Veränderungen am Gehirn sind durch die
Arterienausfälle, wie *Lindenberg* und *Spatz* hervorgehoben haben, bedingt.
Warum allerdings die Thrombenbildung weitab von den Veränderungen
der distalen Hirnarterien als unabhängig bezeichnet werden, leuchtet
uns nicht ein. Sie gehören zu dem Krankheitsbild und entstehen auf derselben Grundlage wie die distalen. Wir sehen diese Befunde als einen
schönen Beitrag für unsere Beweisführung über die Entstehung der
Arterienverschlüsse in den Gliedmaßen an.

Buerger hat, wenn auch selten, frische arterielle Thrombosen gesehen.
Rieder berichtet von 2 Kranken mit einer typischen Endangitis obl.,
die nach einer plötzlichen Verschlimmerung operiert wurden. Es wurde
in beiden Fällen ein Thrombus durch Biopsie in der Arteria femoralis
festgestellt und ein Teil des Thrombus entfernt. *Braeucker* hat in seiner
Arbeit über die traumatische Entstehung der Endangitis obl. bei einem
jungen Mann berichtet, der 1 Jahr nach einem Unfall, der die Kniegegend
betroffen hatte und plötzlich eine schwere Ischämie des Unterschenkels
bekam, daß er die Arteria poplitea mit einem frischen Thrombus reseziert hat. Da der Unterschenkel nach einigen Tagen abgesetzt werden
mußte, hat *Braeucker* das Gefäßsystem genau untersuchen können. Nach
seiner Beschreibung und den beigefügten Bildern hat es sich nicht um
eine sekundäre Thrombusbildung bei entzündlicher Intimaproliferation
gehandelt, sondern um eine arterielle Thrombose, die auf Grund einer
Gefäßwandentzündung durch den alten Unfall hervorgerufen worden

sein soll. In der Adventitia und in den äußeren Schichten der Media
fand er mehr oder weniger geringfügige Rundzelleninfiltrate. Wir können
den Ausführungen *Braeuckers* nicht folgen, sondern halten die Rundzelleninfiltrate, die auch nur in den durch den Thrombus verschlossenen
Arterienabschnitten zu finden waren, für eine typische sekundäre Entzündung, die wir bei jeder Thrombose antreffen. Auch die übrigen Ausführungen sind anfechtbar.

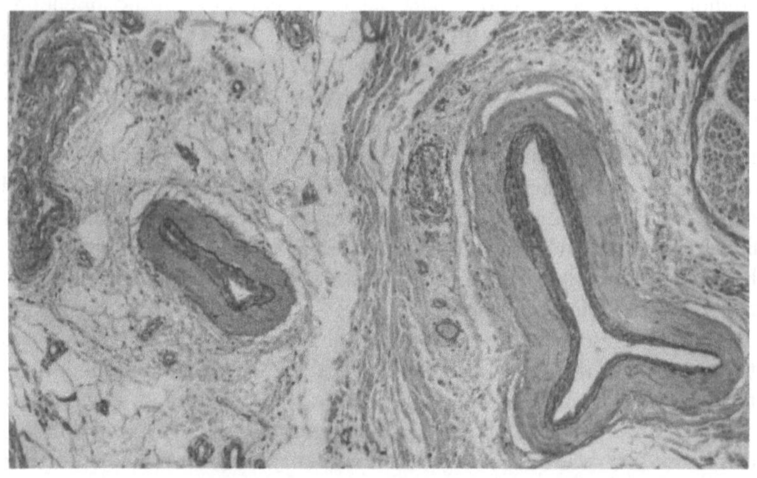

Abb. 17. Kollabierte kleine Arterie und Vene. Die Intima der beiden Seiten liegen aneinander
und sind wohl zusammengewachsen. Größere Arterie mit einer Intimaverdickung, die schon
deutliche elastische Imprägnierung aufweist. (Aus Gefäßnervenbündel
von der verschlossenen Art. tib. post. vom Fall 3.)

Wir haben einen Mann im mittleren Alter mit einer Endangitis obl.
und Pulslosigkeit der Arteria dorsalis pedis beobachtet, der ziemlich
plötzlich eine schwere Ischämie des rechten Beines bekam. Er bot das
Bild einer hochsitzenden Embolie mit fehlenden peripheren Pulsen, ohne
daß am Herzen ein Anhalt für eine Herzklappenentzündung oder einen
Herzklappenfehler gefunden wurde. An den Gliedmaßen ließen sich
im Röntgenbild keine Mediaverkalkungen nachweisen. Lues und Diabetes konnten ausgeschlossen werden. Jetzt nach 4 Jahren ist an diesem
Bein klinisch der nur für die beginnende Endangitis obl. typische Krank-
heitsbefund zu erheben. Arteria femoralis, poplitea und tibialis post.
pulsieren kräftig. Nur die Arteria dorsalis pedis ist nicht zu fühlen.
Links sind alle Pulse vorhanden. Beim Hochheben der Beine Ausstreichen
der Füße und Unterschenkel und Bewegungen der Füße ist nur eine deutliche Blässe des rechten Fußrückens gegenüber dem linken festzustellen.
Irgendwelche Beschwerden bestehen nicht. Der Patient arbeitet den
ganzen Tag. Es hat sich auch hier, das kann wohl sicher gesagt
werden, um einen arteriellen, thrombotischen, hochsitzenden Verschluß

mit heute weitgehender Wiederherstellung der arteriellen Strombahn gehandelt.

Wir möchten noch eine Krankengeschichte von einem Manne anführen und den Befund mit arteriographischen und histologischen Bildern belegen. Der Kranke kam zufällig bei einer Nachuntersuchung wegen

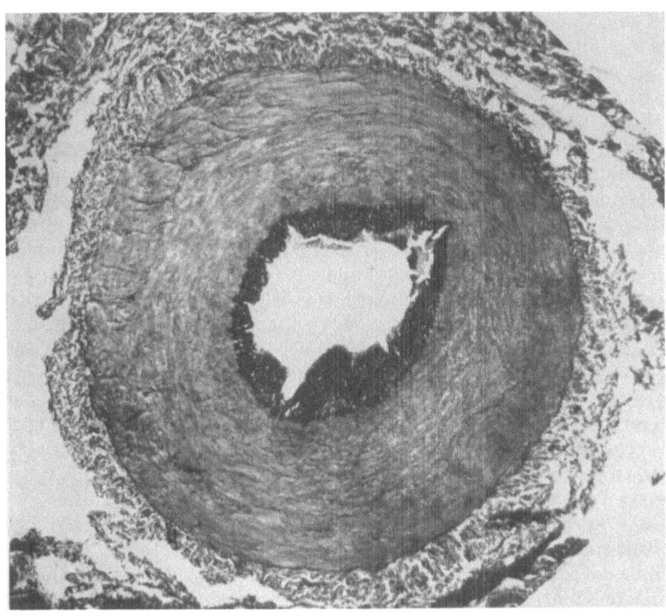

Abb. 18. Art. tib. post. von Fall 7 im unteren Abschnitt. Einige Monate vorher ist ein Verschluß der Art. poplitea (Abb. 8) erfolgt. Art. tib. post ist durch Kollateralkreislauf gespeist worden. Polypöse Intimaproliferation mit starker elastischer Imprägnierung. Diese springt durch Schrumpfung der Media (starke wellige Schlängelung der Elastica interna) besonders deutlich zum Lumen hin vor. Es handelt sich um ältere Anpassungswucherungen an den schwer geminderten Blutstrom, die einer erheblichen Intimasklerose ähneln. In der verschlossenen Art. tib. ant. und peronea, die frühzeitig und in ganzer Ausdehnung thrombosierten, ist nirgends ein ähnlicher Befund an der Intima zu erheben.

einer Fraktur zu uns mit einem für die Endangitis obl. typischen Frühbefund in die Klinik.

8. P., geb. 16. 5. 94. Beruf: Angestellter. Familienvorgeschichte o. B. Eigene Vorgeschichte: Früher immer gesund gewesen. Anfang Mai 1939 rechtsseitige Unterschenkelfraktur kurz oberhalb der Malleolen. Glatte Heilung. Nach der Entlassung kam der Patient nach etwa 4 Wochen zur Nachuntersuchung in die Klinik. Jetzt erzählte der Patient beiläufig, daß er in der letzten Zeit mit dem linken gesunden Bein schnell ermüde. Es käme wohl davon, daß er einen Muskelkater habe, da er das gesunde Bein überanstrengt habe und das Laufen nicht mehr wie früher gewohnt sei. Seit etwa 10 Tagen habe er immer einen kalten linken Fuß, der im Bett nicht einmal warm werden wollte. Schmerzen oder sonstige Beschwerden habe er im linken Fuß nicht verspürt. Nur ganz selten rauche er eine Zigarette, Alkohol trinke er fast gar nicht.

Da wir den Patienten wegen der Unterschenkelfraktur selbst behandelt und wegen der starken Schwellung in den ersten Tagen nach der Fraktur sogar die Pulse an den Füßen verglichen hatten, so konnten wir jetzt im Vergleich zu damals einen merkwürdigen Befund erheben. Die Haut des rechten Fußes war sehr gut durchblutet, die Pulse am rechten Bein kräftig. Am linken Fuß war die Haut dagegen blaß und kälter als rechts. Die Pulse in der Arteria dorsalis pedis und tibialis post. waren nicht zu fühlen. Die Arteria poplitea und femoralis pulsierten kräftig. Beim Hochheben beider Beine wurde nach einigen Sekunden die Haut der Zehen und der Fußsohle links sehr blaß. Nach Herablegen der Beine blieb die Blässe am linken Fuß längere Zeit bestehen. Dann trat eine mehr fleckförmige Rötung mit einem bläulichen Farbton gemischt auf.

Es war nach der Vorgeschichte und nach dem Untersuchungsbefund eindeutig, daß es sich um das Krankheitsbild der Endangitis obl., und zwar im ganz frischen Stadium handeln müsse. Lues, Diabetes und röntgenologisch nachweisbare Verkalkungen in den Unterschenkelgefäßen konnten ausgeschlossen werden. Die eingehende Herzuntersuchung mit Belastungselektrokardiogramm ergab keinen krankhaften Befund.

Arteriogramm vom linken Bein: Arteria femoralis und poplitea von regelrechtem Kaliber. Keine Konturveränderungen. In der Arteria tib. ant. und post. sowie peronea befindet sich etwa zwischen mittlerem und unterem Drittel eine Unterbrechung. Die 3 Arterien weisen bis zu dieser Unterbrechung keine Konturveränderungen auf. Die Arteria tib. post. erscheint kalibermäßig etwas verdünnt. In die freie Lichtung der Arteria tib. ant. springt ein anscheinend wandständiger Zapfen vor, der noch von Kontrastmasse zum Teil umflossen wird (Abb. 22 und 23).

Die Arteria tib. post. wurde oberhalb des inneren Knöchels in einer Ausdehnung von etwa 5 cm reseziert und zeigt folgenden histologischen Befund: Die Lichtung der Arterie ist durch einen frischen roten Thrombus in beginnender Organisation verschlossen. Die roten Blutkörperchen sind zum großen Teil zu einer amorphen roten Masse verklumpt. Vom Endothel dringen Bindegewebszellen mit großen blasigen Kernen in den Thrombus vor. Der Thrombus selbst ist durchsetzt mit diesen Bindegewebskernen. In den Randpartien des Thrombus zerfallende gelapptkernige Leukocyten. Die Elastica interna ist stark gekräuselt. Die ehemalige Intima ist zum Teil etwas polsterförmig verdickt. Die Polster sind mit dichten elastischen Fasermassen durchsetzt. Die Media erscheint kontrahiert und daher verdickt, sie ist mit vereinzelten Rundzellen durchsetzt. In der Adventitia stark mit Blut gefüllte Vasa vasorum, um die Vasa vasorum Rundzelleninfiltrate. An den übrigen im Gefäßbündel verlaufenden kleinen Arterien und Venen keine Intimaverdickung oder sonstige Veränderung.

Es handelt sich bei diesem Patienten um einen Mann im mittleren Alter, der die Erscheinungen der frischen Endangitis obl. aufwies. Durch die Arteriographie konnte ein Verschluß in der Arteria tib. anterior, posterior und peronea in den peripheren Abschnitten sichergestellt werden. Die histologische Untersuchung eines Stückes der Art. tib. post. ergab eine frische Thrombose in beginnender Organisation. Im Thrombus waren zerfallende Leukocyten zu sehen. Die sklerotische Intima entspricht dem Alter und erscheint hier im Bild etwas dick, da die Arterienmuskulatur zusammengezogen ist, was an der Fältelung der Elastica interna zu erkennen ist. In der Media sind vereinzelt und in der Adventitia etwas stärkere Rundzelleneinlagerungen zu sehen. Die zerfallenden Leukocytenhäufchen in einem frischen Thrombus sind nicht ungewöhnlich. Wir möchten hierauf hinsichtlich der *Buerger*schen Befunde besonders hinweisen. Es ist wohl eindeutig, daß derselbe Vorgang sich auch in den übrigen verschlossenen Arterien zur gleichen Zeit abgespielt hat. Besonders ist darauf hinzuweisen, daß bei der Arteriographie in den übrigen offenen arteriellen Abschnitten keine Konturveränderungen gefunden wurden. Es sind somit erhebliche oder stenosierende Intimapolster auszuschließen. In der Arteria tib. ant. ragt der Thrombus der

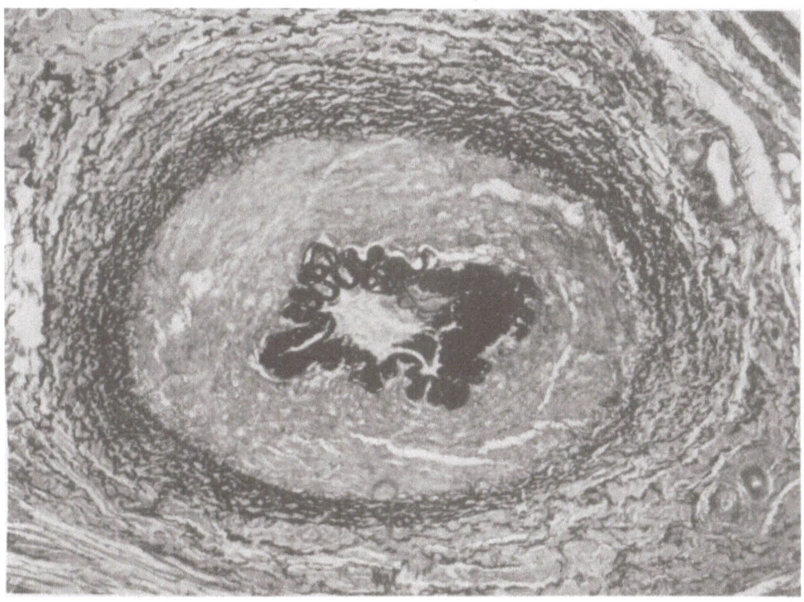

Abb. 19. Arteria dors. podis von Fall 1. Dicke sklerotische Intimapolster sind vom Verschlußgewebe, in dem keine elastischen Fasermassen zu sehen sind, abzugrenzen. Die elastischen Fasermassen sind an der einen Seite verklumpt. Es könnte sich um eine gewöhnliche Sklerose oder ähnliche Veränderungen wie in Abb. 18 handeln, nur wäre nach Ausbildung der Anpassungswucherung noch später ein Verschluß durch völlige Abschaltung vom Blutstrom oder einen Thrombus erfolgt.

einen Wandseite anhaftend ins Lumen vor. Das entspricht den Befunden, die *Stapf* pathologisch-anatomisch erhoben hat. So kann der Thrombus auch zum Teil wandständig organisiert werden. In Abb. 14 haben wir einen ähnlichen Befund an einem arteriographischen Verschluß bei einer typischen Endangitis obl., der aber alter Natur ist, gezeigt. Im Schnitt würde dann histologisch ein Restlumen zu sehen sein und der Eindruck entstehen, daß die Lichtung exzentrisch zugewuchert ist. In Wirklichkeit handelt es sich aber um einen organisierten, von der einen Wandseite retrahierten Thrombus. Die weitere Beobachtung dieses Mannes muß lehren, ob die Erkrankung zum Stillstand kommt oder fortschreitet. Daß es sich um eine arterielle Thrombose und nicht um eine Embolie gehandelt hat, ist wohl fraglos. Wir glauben, daß dieser Fall ein besonders wertvoller Beitrag zur Entstehung des Krankheitsbildes der Endangitis obl. ist.

Ergänzend möchten wir noch anfügen, daß wir zahlreiche Zehenquerschnitte von Endangitiskranken untersucht haben. Zum Vergleich haben wir Zehenquerschnitte anderer Menschen herangezogen. Aus der Stärke der elastischen Intimaverdickung darf man keine Schlüsse auf das Bestehen einer Endangitis obl. ziehen. Wir fanden häufig elastische Intimapolster mit Lichtungseinengungen bei Menschen ohne eine Endangitis obl. Nur wenn im Querschnitt verschlossene Arterien zu sehen sind, darf man bei Würdigung des klinischen Bildes und der Vorgeschichte eine bestehende Endangitis obl. annehmen. Über die Genese der Endangitis obl., wie sie später in einer Einteilung in einzelne Gruppen noch zum Ausdruck gebracht wird, kann natürlich nichts ausgesagt werden.

Nun möchten wir noch auf Krankheitsbilder zurückkommen, die der Endangitis obl. klinisch und auch zum Teil pathologisch-anatomisch gleichen, bei denen aber eine primäre auslösende Ursache festzustellen ist. *Buerger* hat besonders hervorgehoben, daß Überlagerungen von Endangitis obl. und schwerer Arteriosklerose beobachtet werden. In seinem 2. Sektionsfall beschreibt *Buerger* knopfförmige Polster in der Aorta mit typischen Atheromen in der Tiefe. Die Polster waren an der Oberfläche zum Teil geschwürig aufgebrochen und mit thrombotischen Massen belegt. Ähnliche Befunde wurden von *Jäger* bei seinem 2. und 3. Sektionsfall und von *Spatz* gesehen. *Jäger* konnte diese Polster bis tief in die Beinarterien verfolgen. Sie saßen an den für die Ausbildung arteriosklerotischer Polster so beliebten Arterienabgängen. *Jäger* möchte nun diese Polster von arteriosklerotischen trennen. In seinem Befund beschreibt er aber in ihren Tiefen Atherome mit Kalkbestäubung des anliegenden Gewebes. Wir glauben, daß es sich doch wohl um eine nodöse Arteriosklerose wie im Falle *Buergers* und *Spatzs* gehandelt hat. *Jäger* möchte diese Polster als für die Endangitis obl. typisch ansehen und meint, daß sie sich aus sog. fibrinoiden Durchtränkungen der Intima entwickelten. Trotzdem er besonders in seinem 4. Fall keine solche Polster fand, blieb er bei seiner Ansicht bestehen. Es müßte *Jäger* schon aufgefallen sein, daß diese Polster auch von vielen anderen Autoren nicht gefunden wurden. Sie können nicht übersehen worden sein, auch bei unseren beiden Sektionen fehlten sie. Eine andere Erklärung ist aber viel wahrscheinlicher, und zwar, daß sich, wie er es ja auch gefunden hat, an diese Polster und infolge dieser Polster weitgehende Thrombosen im arteriellen Stromgebiet gebildet haben und diese analog unseren Ausführungen zu dem typischen klinischen Krankheitsbild der Endangitis obl. mit Ischämie und fehlenden peripheren Pulsen geführt haben. Nur hätte *Jäger* diese Befunde nicht generell für alle Endangitisfälle annehmen dürfen. *Buerger* hat diese knotenförmigen Polster in seinem Fall als arteriosklerotisch gedeutet und auch *Spatz* konnte keine Unterschiede sehen. Es ist einleuchtend, daß auf Grund derartig schwerer knotiger Polsterbildung sich sekundär obturierende und wandständige Thromben bilden können. Besonders bemerkt sei, daß in dem Befund von *Spatz* nur von einem einzigen geschwüren Herd berichtet wird, und die anderen wandständigen Thromben auf einer arteriosklerotischen Wand der Aorta und Arteria iliaca saßen. Diese sekundären Thrombosen in einzelnen Arterienabschnitten müssen zwangsläufig bei schubweiser Entstehung klinisch das Krankheitsbild der Endangitis obl. im engeren Sinne und auch zum Teil pathologisch-anatomisch hervorrufen können. Bei den echten Endangitisfällen entstehen die arteriellen Thrombosen nach unserer Ansicht auf einer Gefäßwandung, die histologisch keine dafür verantwortlichen Veränderungen erkennen läßt. Daß aber eine fibrinoide Nekrose der Intima oder Ein- oder Anlagerungen das Primäre darstellen sollen, können wir nicht glauben. *Jäger* hat selbst noch in zahlreichen anderen Fällen diese sog. fibrinoiden Einlagerungen insbesondere bei Thrombenbildungen, aber nicht bei Endangitiskranken beschrieben. Wir sind der Ansicht, daß die fibrinoide An- und Einlagerung zum Teil als Folgen der örtlichen Thrombose und der schweren toxischen Schädigung durch den Eiweißzerfall bei ausgedehnten Thrombosen im Sinne einer Gewebsverquellung anzusehen ist. Sowohl *Spatz* als auch *Ratschow* haben solche Fibrinoideinlagerungen gesehen. Wir konnten sie in keinem Fall einwandfrei nachweisen. Sie müßten auch von anderen Untersuchern bemerkt worden sein, da sie in der Ausdehnung wie *Jäger* sie beschreibt, nicht übersehen werden können. Sie scheinen also doch sekundärer Natur zu sein. Diesen Standpunkt haben neuerdings auch *Lindenberg* und *Spatz* vertreten.

Wir möchten an einem Fall die Schwierigkeit der klinischen Differentialdiagnose zwischen der echten Endangitis obl. und der Arteriosklerose mit arterieller Thrombenbildung zeigen. Wir beobachten einen 46jährigen Mann, der seit Jahren ischämische Beschwerden im rechten Bein und weniger im linken mit ziehenden Schmerzen in den Füßen und der Wade und intermittierendem Hinken verspürte (der später angeführte Fall 23). Zuletzt entwickelte sich eine Nekrose an der 2. Zehe rechts. Die Pulse in der Art. dors. ped. und tib. post. waren nicht zu fühlen. Wir nahmen bei dem Alter und dem typischen Befund eine Endangitis obl. an. Bei der rechtsseitigen lumbosacralen Sympathektomie wurde von Prof. *Konjetzny* folgender Gefäßbefund erhoben: „Die Art. iliaca c. zeigt einen auffallenden Befund. Sie ist in ihrem Kaliber zweifellos wesentlich dünner als normal. Bis zur Teilungsstelle der Aorta fühlt man in der Wand feste Kalkplatten. Etwa 4 cm unterhalb des Abganges von der Aorta ist in einer Ausdehnung von 2—3 cm eine richtige Kalkröhre vorhanden, die eine erhebliche Einengung des Lumens an dieser Stelle herbeiführt. Beim Betasten fühlt man ein zischendes Stenosengeräusch. Die Arteria hypogastrica zeigt ebenfalls Wandveränderungen, aber ohne auffallende

Kalkeinlagerung. Dagegen sind auch an der Vorderwand der Aorta dicht
oberhalb der Teilunsstelle größere Kalkplatten zu fühlen." Wir möchten
besonders hervorheben, daß in diesem Fall röntgenologisch keine Ver-
kalkung an den Gefäßen der Unterschenkel nachzuweisen war. Daß in
der Peripherie der arteriellen Strombahn sich Endangitis obl.-ähnliche
Bilder entwickeln können, halten wir für sehr wahrscheinlich, denn auch

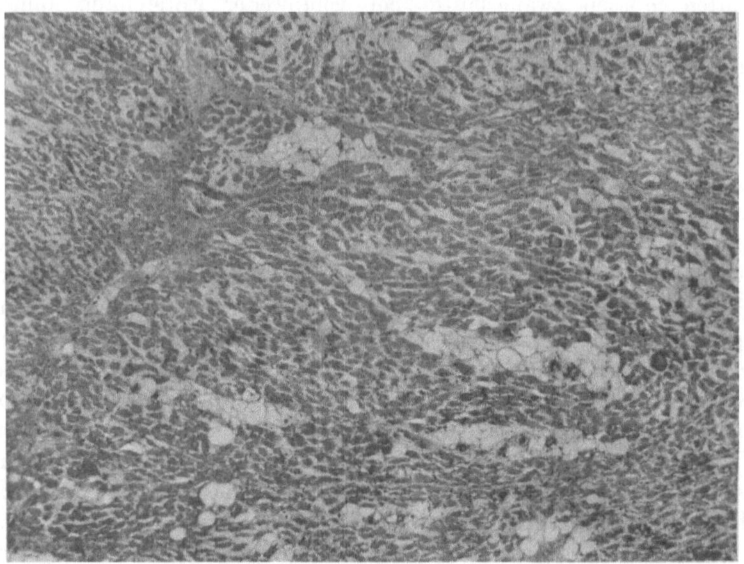

Abb. 20. Schwere ischämische Veränderung der Muskulatur mit atrophischen
Muskelbündeln und Fettgewebseinlagerungen.

hier sind thrombotische Verschlüsse in den peripheren Arterienabschnitten
erfolgt. An dieser Stelle ist auf die von *Bunge* erhobenen Befunde hinzuweisen, daß außer einer Mediaverkalkung auch dicke elastische Intimapolster zur Lichtungseinengung und arteriellen Thrombose führen
können und sich in den kleinen Gefäßen das Bild der Endangitis obl.,
wie wir es auch sonst sehen, entwickeln kann. Diese polsterförmigen
stenosierenden Intimasklerosen sind nur durch die Arteriographie auszuschließen. Daß aber das gleiche klinische Krankheitsbild, wie bei der
echten Endangitis obl. hervorgerufen wird, ist einleuchtend.

Sponheimer hat einen Sektionsfall veröffentlicht, der klinisch und
pathologisch-anatomisch zum Teil die Veränderung der Endangitis obl.
bot. Es handelte sich, wie sich bei der Sektion herausstellte, um eine
schwere rezidivierende polypöse Endokarditis an den Aorten- und
Mitralklappen. Es liegt hier nahe anzunehmen, wie es auch *Sponheimer*
getan hat, daß wiederholte embolische Verschlüsse in zahlreichen Abschnitten der arteriellen Strombahn zu diesem Krankheitsbild geführt

haben, da auch klinisch typische Anzeichen solcher Embolien im Krankheitsverlauf anzutreffen waren. Sehr problematisch wäre die Folgerung, daß die ganze arterielle Strombahn von dem Krankheitsgeschehen erfaßt worden ist, welche auch die schwersten Veränderungen an den Herzklappen hervorgerufen hat. Das wäre ungewöhnlich und der zuerst vertretene Standpunkt ist bei weitem der wahrscheinlichere. Wir müssen

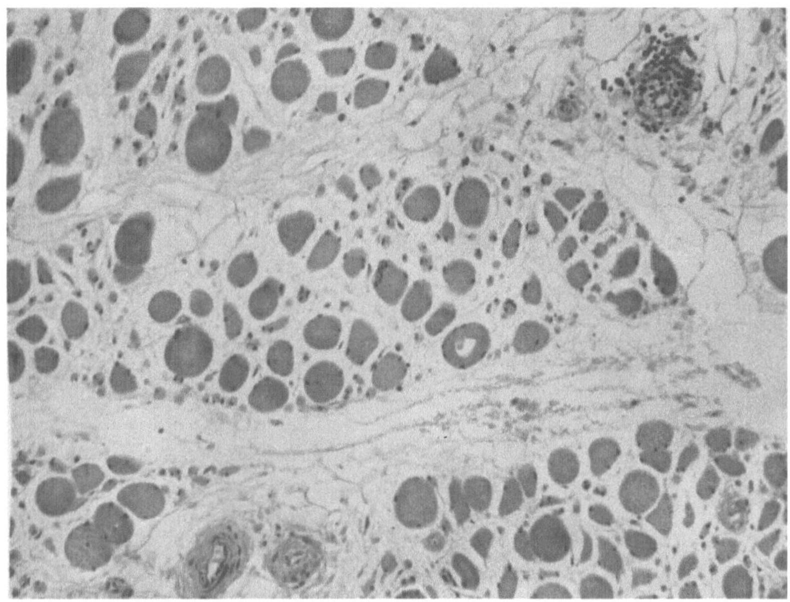

Abb. 21. Schwere ischämische Muskelveränderung von Fall 3. Sekundäre Angiitis mit Rundzelleneinlagerungen.

also daran denken, daß auch das Krankheitsbild der Endangitis ausnahmsweise durch zahlreiche Embolien vorgetäuscht werden kann. Der pathologisch-anatomische Befund unterscheidet sich wie *Sponheimer* klar gezeigt hat, in den Gliedmaßen nicht, von den bei der Endangitis obl. zu findenden Bildern. Auch unser Fall 5 könnte auf einer solchen Genese beruhen. Andererseits muß man aber bedenken, daß die Beteiligung des Herzens mit schweren Rhythmusstörungen und im Ekg mit Zeichen eines Herzmuskelinfarktes als Folgen einer thrombotischen Obliteration eines Kranzgefäßes aufgetreten ist, die in den Rahmen der Endangitis obl. hineingehört.

Rieder hat eine primäre lokalisierte Endangitis obl. an einem Arm beschrieben. Sie soll durch Spasmen, die durch Druck des Plexus infolge einer Halsrippe aufgetreten seien, entstanden sein. Es ist bekannt, daß sich durch mechanische Reizungen an der Arteria subclavia Intimawucherungen bei Druck oder Zug der Halsrippe auf diese einstellen können.

9*

Ferner können durch distalwärts verschleppte Thrombenmassen, die an der Stelle der mechanischen Schädigung entstehen *(Lenner)*, embolische Verschlüsse in der Arteria ulnaris oder radialis zustande kommen. Diese Verschlüsse können in mehreren Schüben erfolgen und brauchen klinisch nicht als Embolien in Erscheinung zu treten. Embolien an sich lösen ja keine Schmerzen aus, sondern erst durch die konsekutive Ischämie werden, wie *Lewis* treffend ausführt, die Schmerzen hervorgerufen. Andererseits können Unterbrechungen der arteriellen Strombahn zu örtlichen oder peripheren Thrombosen führen. Diese Überlegungen sind bei Krankheitsbildern unter der Erscheinung der Endangitis obl. am Arm bei Halsrippen zu beachten. Wir brauchen also keineswegs die spekulative Annahme, daß ein Spasmus durch Nervendruck und Schädigung dieses Krankheitsbild hervorruft und als Folge der Spasmen entzündliche Intimawucherungen auftreten (s. auch *Lewis*).

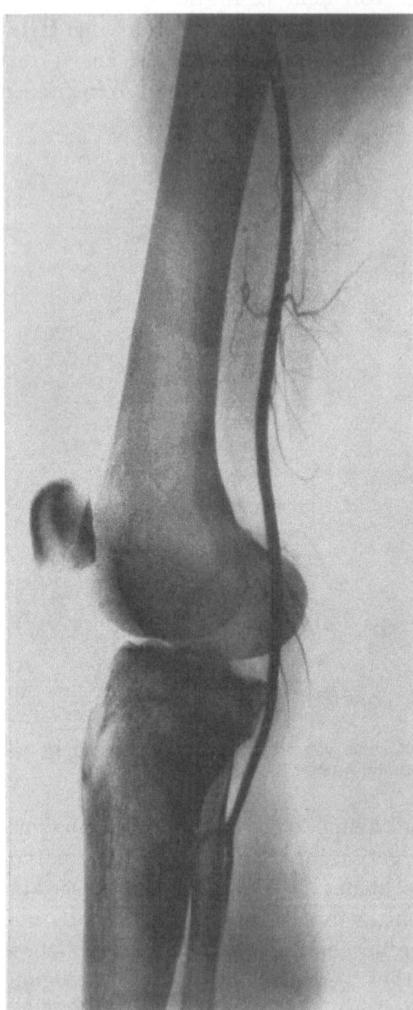

Abb. 22. (Erklärung s. Abb. 23).

Vor kurzer Zeit haben wir noch einen 38jährigen Mann mit doppelseitiger Halsrippe beobachtet. Die linke war wesentlich größer als die rechte. Der Patient hatte früher niemals Beschwerden gehabt. Dann traten ganz plötzlich Raynaud-artige Erscheinungen auf. Der linke Mittelfinger wurde vorübergehend weiß. Später entwickelte sich eine schwere Ischämie der ganzen Hand mit Blaufärbung der Kuppen des 2., 3., 4. und 5. Fingers links. Die Pulse der Arteria radialis und ulnaris verschwanden nacheinander. Es lag hier zweifellos ein embolischer oder thrombotischer Verschluß der Arteria radialis und ulnaris vor.

Die Arteriographie des linken Armes ergibt einen völligen Verschluß der Arteria radialis und ulnaris. Die Arteria interossea ist stark erweitert und weist eine etwa 1 cm lange Unterbrechung zwischen mittlerem und unterem Drittel auf. Das verschlossene Stück wird durch Kollateralkreislauf überbrückt, so daß die peripheren Teile der Arteria interossea wieder gut gefüllt sind. Der Arcus volaris und die Äste der Mittelhandknochen sind gut gefüllt (Abb. 26).

Die Resektion eines Stückchens der Arteria radialis bestätigte unsere Vermutung und zeigte folgenden histologischen Befund: Lumen durch einen frischen roten Thrombus verschlossen. Von der Intima wuchern Bindegewebszellen in die Verschlußmasse vor und haben sie schon in mäßigem Umfang durchsetzt. Die Elastica interna ist streckenweise aufgespalten und auch fragmentiert. Die Media ist unverändert außer einer Vermehrung von großen Bindegewebskernen und vereinzelten Rundzellen. In der Adventitia und in der weiteren Umgebung zum Teil dichte Rundzelleneinlagerungen. Sonstige Gefäße in der Umgebung ohne Veränderungen (Abb. 27).

Arteriographisch und pathologisch-anatomisch ist also unsere Vermutung, daß es sich um einen thrombotischen Verschluß der Arteria radialis und ulnaris am linken Unterarm gehandelt hat, voll bestätigt

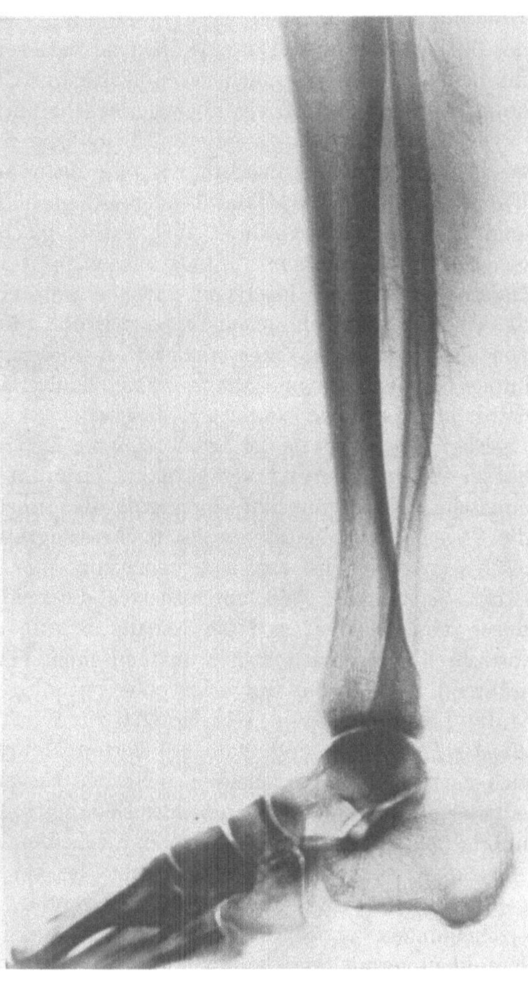

Abb. 23.

Abb. 22 und 23. Arteriographie des linken Beines von Fall 8. Frischer Verschluß der Arteria tib. ant. im mittleren, tib. post. und peronea im unteren Drittel. Keine Konturveränderungen in den proximalen Abschnitten der großen Arterien.

worden. Es läßt sich natürlich nicht entscheiden, ob es sich ursprünglich um eine Embolie oder primäre Thrombose gehandelt hat. Die Folgen sind aber vollständig gleichartig. Erstaunlich waren bei der durch den arteriographischen Befund sichergestellten Weitläufigkeit der Verschlüsse die unerwartet geringfügigen Folgen. Nach Entfernung der linken Halsrippe und physikalischer Behandlung besserten sich die Ischämie der Hand und die Cyanose am 2., 4. und 5. Finger erheblich. Nur die Kuppe des 3. Fingers ging durch eine Nekrose verloren. Die linke Hand blieb bis heute sehr empfindlich gegen Kälte und Nässe, bei deren Einwirkung sofort starke Raynaud-artige Erscheinungen auftraten.

Erfolgen nun solche arteriellen Verschlüsse in mehreren Schüben oder bessert sich, wie in unserem Fall, die Ischämie, so tritt klinisch am Unterarm und an der Hand das Krankheitsbild der gewöhnlichen Endangitis obl. in Erscheinung. Auch pathologisch-anatomisch müssen die gleichen histologischen Veränderungen entstehen. Nur sind bei der Halsrippe wirkliche Unterlagen über die Entstehungsursache vorhanden, die wir bei der gewöhnlichen Endangitis obl. nicht besitzen. Die Ansicht von der Entstehung einer lokalisierten Endangitis obl. durch Spasmen infolge Plexusdruck in Form von einengenden Intimawucherungen kann man wohl als stark erschüttert ansehen.

Die Vorstellung von der Entstehung der Endangitis obl. durch Spasmen hat zu sehr in vielen Köpfen gespukt. Es müßte also besonders die *Raynaud*sche Erkrankung zur Endangitis obl. führen. Sie müßte ja gerade die Ursache ihrer Entstehung sein. Arteriographisch und auch pathologisch-anatomisch ist aber sehr wenig von einer Endangitis obl. zu sehen *(Fontaine, Lewis)*. Wir unterscheiden die beiden Krankheitsbilder dadurch voneinander, daß die Endangitis mit nachweisbaren schweren fortschreitenden pathologisch-anatomischen Veränderungen einhergeht, während der Morbus Raynaud ohne pathologische Gefäßbefunde verläuft. Leider stand uns kein Material zur Nachprüfung der von *Rieder*, *Sunder-Plassmann* und *Pyro* geäußerten Meinung zur Verfügung, daß sich nach langem Bestehen eines Morbus Raynaud Intimawucherungen entwickelten, die von denen bei der Endangitis obl. gefundenen nicht zu unterscheiden wären. Auf jeden Fall scheinen sie sich in sehr geringen Ausmaßen zu halten. *Fontaine* sieht die bei fortgeschrittenen Fällen gefundenen Gefäßveränderungen als sekundär, durch die Entzündungserscheinungen an den Acren verursacht, an. So ist die *Raynaud*sche Krankheit gerade das klassische Beispiel dafür, daß durch Spasmen allein keine Endangitis obl. entsteht.

Da wir schon auf die Ansicht *Jägers* über die Entstehung der Endangitis obl. eingegangen sind, so seien auch noch einige Bemerkungen über die Ansichten der älteren Autoren angefügt. Durch *Jägers* und *Spatzs* Arbeit ist in Deutschland in neuerer Zeit wiederholt durch tatsächliche Beobachtungen auf die Bedeutung der arteriellen Thrombosen im Krankheitsgeschehen hingewiesen worden. Wir haben im Anfang ausgeführt, wie *Winiwarter* zu dem Schluß kam, daß es sich bei der Endangitis obl. um eine primäre entzündliche obliterierende Intimaproliferation handele. Seine Schlüsse waren sehr gewagt, da er von „Kollateralen“ einer ver schlossenen Arteria tib. post. Schlüsse auf die Pathogenese der Obturationen in den großen Arterien zog. Bei ausgedehntem Verschluß eines Arterienabschnittes treten gewöhnlich in einem Teil der Nebenäste, die von der verschlossenen Strecke abgehen, zwangsläufig Intimaproliferationen auf. Wir möchten nur auf unsere früheren Ausführungen und auf den Befund von *Krampf* hinweisen, der die typischen Intimawucherungen nach einer einwandfreien Arterienverletzung mit anschließender Thrombose an kleinen Arterien im Gefäßbündel selbst und an den peripheren nicht verschlossenen Abschnitten beobachtet hat. *Winiwarters* Schlüsse waren also zu weitgehend. Es wäre ferner auch nur schwer einzusehen, warum die obliterierenden Intimaproliferationen, die man durch eine die ganze Gefäßwand einnehmende Entzündung zum Teil erklären will, Gefäßstrecken überschlagen sollen und die Entzündung die Arterien nur abschnittsweise betrifft.

Zu den Anschauungen von *Zoege von Manteuffel* und *Weiss* ist zu sagen, daß die gefundenen Intimasklerosen oft sehr geringfügig waren. Diese Intimasklerosen bestehen bei vielen Menschen in diesem Alter und oft, wie wir uns an einigen Vergleichsuntersuchungen über

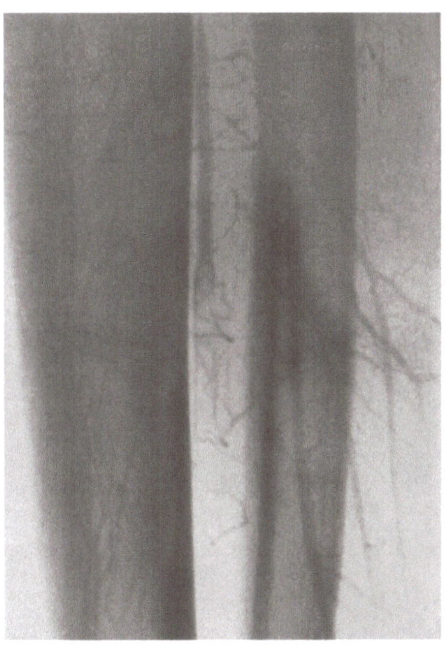

Abb. 24. Vergrößerung der Arteria tib. ant. vor dem Verschluß von Abb. 23. Wandständiger Ausläufer eines Thrombus, der zum Teil von Kontrastmasse umflossen wird. Unterhalb des Verschlusses erkennt man Seitenästchen, die retrograd durch Kollateralkreislauf gefüllt werden und von dem verschlossenen Teil der Art. tib. ant. abgehen. Organisiert ergibt sich später das Bild der Endarteriitis angustans an dieser Stelle. Im Verschlußgewebe entstehen dann größere Gefäßspalten, die durch retrograd gefüllte Seitenästchen ihr Blut beziehen.

zeugen konnten, in noch viel stärkerem Maße. Sie können ursächlich für die Entstehung der arteriellen Thrombose nicht in Frage kommen. Man kann ihnen höchstens bei stärkerem Ausmaß eine fördernde Eigenschaft zubilligen. Anders verhält es sich bei den Befunden von *Bunge*, der solche Thrombosen nie bei so geringen Intimasklerosen wie *Zoege von Manteuffel* und *Weiss* auftreten sah. Derartige einengende schwere Intimasklerosen, wie er sie beschrieben hat, können selbstverständlich als Auslösungsmoment für die Entstehung von arteriellen Thromben in Frage kommen. Peripher entsteht dann auch das Bild der Endangitis obl. in den mittleren und

kleinen Gefäßen, wie er mit Bildern eindeutig belegt hat. Nur *Bunge*
hat den Fehler gemacht, wie schon viele, seine Befunde als maßgebend
für den ganzen Formenkreis der unter dem klinischen Bild der Endangitis
obl. verlaufenden Erkrankung anzusehen.

Betreffs der *Buerger*schen Auffassung ist anzuführen, daß er, wie er
selbst sagt, den bei der Phlebitis migrans anzutreffenden Befund per
analogiam auf das primäre Geschehen in den Arterien übertragen hat.

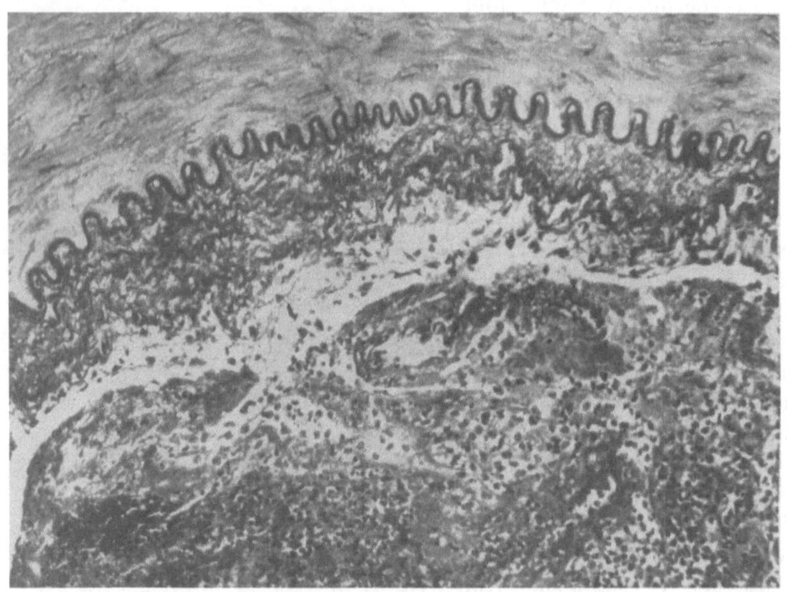

Abb. 25. Ausschnitt aus der Arteria tib. post. vom Fall 8 (Arteriographie Abb. 22 und 23).
Im Lumen roter Thrombus in Organisation. Aktivierung des Bindegewebes in der klerotisch
verdickten Intima. Bindegewebskerne dringen von der ödematös aufgelockerten Intima
in den Thrombus vor.

Das ist aber nicht statthaft. Seine Auffassung ist daher fast allgemein
abgelehnt worden. Auch wir haben wohl in den Venen eine sekundäre
Phlebitis mit schweren entzündlichen Veränderungen der ganzen Wandung gefunden, aber in den Arterien außerhalb des Gangränbereiches
haben wir solche Befunde niemals gesehen. Die zerfallenden Leukocytenhäufchen, wie wir sie auch bei der frischen Arterienthrombose im Thrombus beobachtet haben, sind keine von der Regel abweichenden Befunde.
Sie können bei jeder Arterienthrombose im frischen Stadium gefunden
werden. Es können aber selbstverständlich Durchsetzungen der Arterien-
wandung mit zahlreichen gelapptkernigen Leukocyten im Bereich der
Gangrän und vielleicht ähnliche Bilder, wie *Oberniedermayr* sie beim
Panaritium gangraenosum beschrieben hat, als sekundäre Folgezustände
bei phlegmonösen Entzündungen, die bei Nekrosen an den Zehen oder

am Fußrücken keine Seltenheit sind und an den Gefäßen und Nervenbündeln weiterkriechen, gesehen werden.

Zusammenfassend sei nochmals gesagt, daß dem klinisch typischen Krankheitsbild der Endangitis obl. verschiedene Ursachen zugrunde liegen können. Es erscheint daher angebracht, sie ihrer Genese nach in verschiedene Gruppen einzuteilen. Wir sind uns bewußt, daß die Bezeichnung Endangitis obl. nicht dem Wesen der Erkrankung entspricht. Wir haben aber diese Bezeichnung beibehalten, um Verwirrung zu vermeiden.

1. Gruppe. Sie umfaßt alle Fälle, bei denen das Krankheitsbild der Endangitis obl. durch eine schubweise Thrombosierung der größeren Schlagadern, durch eine uns unbekannte Schädigung der Endothel-Blutreaktion in Erscheinung tritt. Histologisch sind keine dafür verantwortlichen Veränderungen an der Gefäßwandung zu erkennen. Wie weit die primäre Schädigung das Blut selbst, die Intima oder beide gleichzeitig betrifft, kann natürlich nicht gesagt werden. Die arteriellen Thrombosen entstehen nicht auf der Grundlage primärer entzündlicher Intimapolster, die die Gefäßlichtung zum Teil völlig verlegen. Es müssen dabei ähnliche uns unbekannte Vorgänge eine Rolle spielen wie bei der gewöhnlichen Venenthrombose. Wir glauben, daß diese Pathogenese bei einem großen Teil der Endangitiskranken im jugendlichen und mittleren Alter vorherrschend ist.

Wir möchten keineswegs leugnen, daß die uns unbekannte Schädigung, die zur arteriellen Thrombosierung führt, nicht auch Intimaveränderungen, die in Form leichter sklerotischer Verdickungen und besonders an der Elastica interna mit Aufspaltung, Fragmentierung und Auseinanderdrängung der einzelnen Lamellen durch Bindegewebsvermehrung zum Ausdruck kommen können, erzeugen kann. Sie sind auch nach Organisation des Thrombus gut in mehr oder minder starker Ausdehnung zu sehen. Es muß aber selbstverständlich auch bedacht werden, daß diese Veränderungen zum Teil als Folge der Thrombosierung und erfolgten Organisation entstanden sind. Im Vordergrund steht aber im klinischen und pathologischen Geschehen die Verstopfung weiter arterieller Abschnitte durch Thromben. Den Einwand, daß man dann doch häufiger bei Frauen, die mehr zur Venenthrombose neigen als Männer, eine Endangitis obl. sehen müßte, halten wir nicht für berechtigt. Die ursächliche Noxe wird eine ganz andere sein. Die Untersuchungsergebnisse bei den Ganzsektionen und auch die angeführten klinischen Befunde sprechen eine allzu deutliche Sprache. Unseres Erachtens ist es möglich, daß im vereinzelten Fall auch eine primäre entzündliche Schädigung der ganzen Gefäßwandungen mit anschließender arterieller Thrombose zu einem ähnlichen Krankheitsbild führen kann. *Jäger* hat eine pathologisch-anatomisch nachgewiesene Erkrankung an Periarteriitis nodosa beobachtet, die klinisch unter dem Bild der Endangitis obl. verlief. Er glaubt,

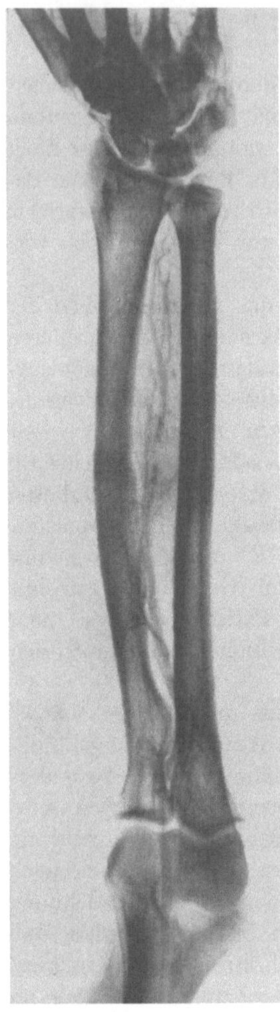

Abb. 26. Arteriographie vom linken Arm eines Patienten mit einer Halsrippe und ischämischen Erscheinungen. Verschluß der Art. radialis und ulnaris. Erweiterte Art. interossea, die in der Mitte unterbrochen ist. Füllung distalwärts der Unterbrechung durch Kollateralen. Äste der Hand gut gefüllt. Trotz Ausfall dieser Arterienabschnitte nur Verlust der Kuppe des Mittelfingers.

daß die Periarteriitis nodosa ohne schnellen letalen Ausgang doch wohl öfter vorkommt, als man anzunehmen geneigt ist.

2. Gruppe. Hierunter möchten wir die Fälle einordnen, die klinisch wie eine typische Endangitis obl. verlaufen, aber durch eine frühzeitig auftretende schwere nodöse Arteriosklerose und wohl mehr im mittleren Alter polsterförmigen Intimasklerose mit Stenosierung der Gefäßlichtung und sekundärer Thrombenbildung bedingt sind. Bei diesen Fällen ist den stenosierenden Polstern eine weitgehende ursächliche Bedeutung für die arterielle Thrombenbildung zuzusprechen. Ob in manchen Fällen diese Polster entzündlicher Genese und von arteriosklerotischen zu trennen sind, muß erst die Zukunft erweisen. An den peripheren mittleren und kleinen Arterien und Venen treten distalwärts der Thrombosierungen dann dieselben Veränderungen in pathologisch-anatomischer Hinsicht auf, wie bei der ersten Gruppe. Klinisch sind die beiden ersten Gruppen nur mit Sicherheit durch die Arteriographie zu unterscheiden, bei der Lichtungsveränderungen durch einengende Polster zur Darstellung gelangen. Ferner sind arterielle Thrombosierungen, die auf Grund einer relativ frühzeitigen erheblichen Mediaverkalkung entstehen, fast immer mit Hilfe von Röntgenaufnahmen auszuschließen.

Ein ähnliches klinisches und pathologisch-anatomisch gleiches Bild kann weiter im seltenen Fall durch eine Endokarditis oder Thrombenbildung im linken Herzen durch schubweises Auswerfen von Thromben, die in den großen und mittleren Arterien steckenbleiben und zu weiteren sekundären Thrombosierungen führen, vorgetäuscht werden, wie im Falle *Sponheimers*. Die Ursache ist aber klinisch meistens sicher schon zu erkennen.

3. Gruppe. Unter dieser Gruppe möchten wir die Fälle zusammenfassen, bei denen das Bild der örtlichen Endangitis obl. in Frage kommt. Sie unterscheiden sich von denen der anderen beiden Gruppen dadurch,

daß der Prozeß lokalisiert bleibt und nicht auf Arterienstrecken in den gesunden Gliedmaßen übergreift. Hierher gehören die traumatischen Arterienschädigungen mit anschließender weitgehender arterieller Thrombosierung. Es sei der Fall von *Krampf* mit Verletzung der Arteria poplitea angeführt und eine neuere Beobachtung, nach der bei einem Jungen, der sich mit einer Sichel am Oberschenkel verletzte, das Krankheitsbild der Endangitis obl. an diesem Bein auftrat. Ebenfalls bei der Halsrippe kann an einem oder bei doppelter an beiden Armen dasselbe Bild auftreten, wobei sich gerade an den Händen mit Vorliebe Raynaud-artige Erscheinungen einstellen. Diese können sich auf die am stärksten betroffene radiale oder ulnare Handseite mit den entsprechenden Fingern beschränken, wobei der Daumen oft lange ausgenommen bleibt. Es ist verständlich, daß die Fälle dieser Gruppe leicht zu Verwechslungen mit denen der ersten beiden Gruppen Anlaß geben.

Wir glauben an Hand unserer Befunde und Ausführungen gezeigt zu haben, daß das klinische und pathologische Krankheitsbild das wir heute als Endangitis obl. bezeichnen, auf sehr verschiedene Art und Weise entstehen kann. Wir hoffen ein klareres Bild in den Formenkreis dieser Erkrankung gebracht zu haben, das uns viele früher unverständliche Dinge erklärt. Jetzt ist die Ausdehnung auf das ganze Gefäßsystem und die Unversehrtheit vieler Arterienstrecken in manchen Fällen leichter zu verstehen. Bei weiteren Bemühungen um die Frühdiagnose, insbesondere mit Hilfe der Arteriographie und Erhebung von bioptischen Befunden, werden sich, so hoffen wir, unsere Ansichten im wesentlichen bestätigen.

Es muß an dieser Stelle eingefügt werden, daß auch aus der Tiermedizin ein der menschlichen Endangitis obl. gleichendes Krankheitsbild beim Pferde bekannt ist. Das intermittierende Hinken beim Pferde entsteht durch einen periodischen thrombotischen Verschluß der Schenkelarterien, wie im Handbuch der Pathologie der Haustiere von *Ackerknecht* und *Krause* ausgeführt ist. Als Genese beim Pferd wird 1. eine genuine Thrombose, 2. eine fortgeleitete Thrombose und 3. eine embolische Thrombose angesehen. Es erscheinen also auch in der Genese Parallelen zu den von uns aufgestellten Gruppen. Da beim Pferde ja frühzeitig Material zur histologischen Untersuchung zur Verfügung steht, sind diese Angaben besonders interessant. Bei der Gruppe der sog. genuinen Thrombose sind, so darf man wohl annehmen, keine dafür verantwortlichen Gefäßwandveränderungen gefunden worden. Von *Hasselbach* schreibt in seinem Buch, daß auch heute noch das „Intermittierende Lahmen der Hinterhand infolge arterieller Thrombosen" nach Mitteilung der Münchener Tierärztlichen Hochschule ein häufiges Krankheitsbild des Pferdes darstellt, dessen Ursache völlig unbekannt ist.

Eine Erörterung der in Frage kommenden Ätiologie bei der 1. Gruppe möchten wir uns versagen, da wir hierzu nichts Neues bringen können. Von *Hasselbach* hat in seinem Buch die fast unzähligen Meinungen der gesamten Weltliteratur dargelegt. Nur zu einigen Punkten möchten wir uns äußern. Aus den klinisch sehr oft zu beobachtenden Raynaud-artigen Erscheinungen an den Händen und auch an den Füßen ist man wohl veranlaßt gewesen, Gefäßspasmen als Ausdruck einer primären konstitutionellen Vasomotorenlabilität eine ätiologische Rolle zuzuschreiben. Wenn man das umfassende Zerstörungswerk an den Gefäßen

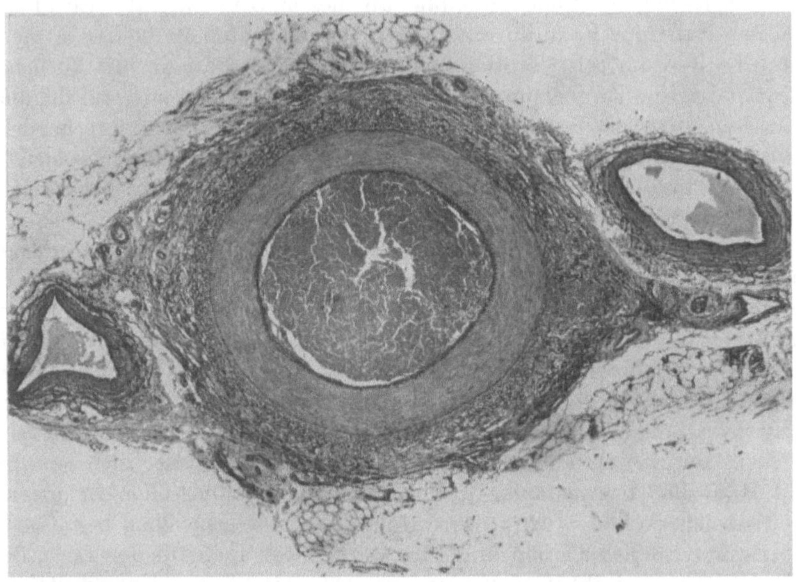

Abb. 27. Schnitt durch ein Stück der resezierten Arteria radialis (derselbe Patient wie Abb. 28). Frischer roter Thrombus in beginnender Organisation. Geringfügige Rundzelleneinlagerungen in den äußeren Teilen der Media, stärkere in der Adventitia (sekundäre Entzündung).

bei der Endangitis obl. pathologisch-anatomisch und arteriographisch einmal gesehen hat, dann kann man sich die Raynaud-artigen Erscheinungen als Folgezustand leicht erklären. Trifft eine Gliedmaße mit derartigen Ausfällen von arteriellen Abschnitten auch nur ein sonst unbedeutender Kältereiz, so reicht die gewöhnliche Kontraktion der übrigen noch funktionierenden Gefäße aus, verstärkte ischämische Erscheinungen auszulösen. Andererseits ist es aber auch sehr gut denkbar, und das ist ein besonderes Verdienst von *Leriche*, darauf hingewiesen zu haben, daß bei so geschädigten Gefäßsystem noch mit ganz besonders verstärkten constrictorischen Reizen zu rechnen ist, die von den Nervenelementen in der Gefäßwandung ausgehen. Auch die durch die Ischämie ausgelösten Entzündungserscheinungen dürfen für eine erhöhte Spasmusbereitschaft nicht als unwesentlich angesehen werden. Von einer Anzahl Endangitiskranker werden Kälteschädigungen als Ursache ihres Leidens angegeben. Zahlreiche Kranke haben aber niemals eine ernsthafte Kälteschädigung erlitten. Es spielen hierbei die im Winter oder bei Nässe sich verstärkenden Beschwerden und die Anfälligkeit für Frostschäden an den schlecht durchbluteten Teilen der peripheren Gliedmaßen einer nicht erkannten Endangitis obl. eine bedeutsame Rolle. Diese drängen sich dem Kranken als äußere sinnfällige Erscheinung unbewußt auf. Oft werden die ischämischen Hautveränderungen an den Füßen und Händen auch bei Unkenntnis der Sachlage als Kälteschäden ärztlicherseits gedeutet. Es ist aber nach unseren neuen Erkenntnissen sehr gut denkbar, daß bei entsprechender Reaktionslage durch Kälteschäden eine Verschlimmerung des Leidens hervorgerufen werden kann. Und zwar, daß durch einen Kältespasmus eine Auslösung von erstmaliger oder erneuter arterieller Thrombose erfolgen kann. Erhebliche Bedenken lassen sich aber in den Fällen einwenden, wo ein hoher primärer Verschluß z. B. in der Arteria femoralis oder iliaca zur Beobachtung kommt. Bei ihnen kann man sich die Mitwirkung eines Spasmus nicht recht vorstellen. Wir haben zahlreiche schwere Frostschäden im vorletzten Winter ganz besonders im Hinblick auf das Auftreten einer Endangitis obl. beobachtet. Bis heute haben wir in keinem Falle eine Endangitis obl. danach auftreten sehen.

Anders verhält es sich mit den schweren Infektionskrankheiten wie Flecktyphus, Typhus abdominalis und Ruhr. Da der Flecktyphus ja schon ganz charakteristische Schädigungen an den kleinen Gefäßen und arterielle Thrombosen verursacht, so ist ein nach dieser Erkrankung auftretendes endangitisches Krankheitsbild auch wohl immer in ursächlichen Zusammenhang damit zu bringen. Nicht nur beim Flecktyphus, sondern auch beim Typhus abdominalis und bei der Ruhr sind arterielle Thrombosen beobachtet worden. Bei solchen Erkrankungen ist auf diese Tatsache Rücksicht zu nehmen. Nur ein späteres Fortschreiten mit Verschluß höherer Arterienstrecken wäre schwer zu verstehen, wenn man den angeführten Infektionskrankheiten eine ursächliche Bedeutung für die Entstehung einer echten Endangitis obl. beimessen will. Daß man auch bei der Endangitis einen konstitutionellen Faktor in Rechnung stellen muß, ist selbstverständlich. Die rassenmäßige Bedingtheit ist eingehend widerlegt und ebenso eine früher aufgestellte These, daß sich die Endangitis obl. vorzüglich bei Asthenikern oder sog. Bindegewebsschwächlingen einstellt. Die größte Anzahl unserer Kranken bestand aus kräftigen jungen Männern ohne sonstigen krankhaften Befund, insbesondere ohne Blutdruckveränderungen gegenüber der Norm. Sie setzten sich aus allen Bevölkerungsschichten zusammen sowohl der hand- als auch der geistesarbeitenden Schicht.

Die von dem russischen Autor *Oppel* stammende Theorie, daß die Ursache der Endangitis obl. in einer Hyperadrenalinämie zu suchen sei, wurde schon von *Rieder* widerlegt. Er fand bei 14 Patienten mit einer Endangitis obl. nur zweimal mit Hilfe der *Ehrmann*schen Froschbulbusmethode gefäßverengernde Stoffe im Blut. Ob es sich dabei wirklich um Adrenalin in den beiden positiven Fällen gehandelt hat, ist, wie *Rieder* sagt, aus der *Ehrmann-Meltzer*schen Pupillenreaktion nicht zu sagen. Auch von anderen Autoren konnte die *Oppel*sche Anschauung über den vermehrten Adrenalingehalt im Blut nicht bestätigt werden *(Egorov, Stradin, Kravkof)*. Wichtig erscheint uns der Hinweis von *Büttner* zu sein, daß bei Nebennierenmarktumoren mit erheblicher Blutdrucksteigerung durch vermehrte Adrenalinausschüttung bis heute keine Endangitis obl. gefunden worden ist.

In neuerer Zeit hat *Leriche* die *Oppel*sche Theorie durch experimentelle Versuche zu stützen gesucht. Er verpflanzte alle 4 Tage Nebennierenstückchen von Kaninchen anderen Kaninchen unter die Haut. Bei allen Tieren mit Nebennierenpfropfungen seien nach einiger Zeit arterielle und venöse Veränderungen aufgetreten, die ziemlich identisch mit denen waren, die *Leriche* beim Menschen gesehen hat. Die Veränderungen seien bei 6—10 Propfungen nur wenig, nach 20 und mehr seien sie sehr erheblich ausgeprägt gewesen. Bei einem Kaninchen sei nach 39 Pfropfungen praktisch eine Verstopfung der Arteria femoralis und ein chronisches Geschwür an der entsprechenden Pfote aufgetreten. Von diesen Tatsachen aus, so schreibt *Leriche*, nähere man sich den Beobachtungen von *Fontaine*, der nach täglicher Injektion von Cholesterin am Ende von 6 Monaten verstopfte und thrombosierte Arterien und Venen fand.

Wir haben diese Versuche wegen ihrer Wichtigkeit wiederholt. Wir pflanzten bei 2 Kaninchen 10mal eine halbe, bei 3 20mal eine halbe und bei 4 50mal eine halbe Nebennieren unter die Bauchhaut. Die letzteren töteten wir etwa 4 Monate nach der letzten Verpflanzung. Wir haben, außer in einem Falle, keine der Endangitis obl. ähnliche noch sonstige Gefäßveränderungen gesehen, trotzdem wir die Arterien der 4 Gliedmaßen in vielen Blöcken zerlegt fast vollständig untersucht haben. Bei einem Kaninchen sahen wir in der Arteria femoralis einen typischen arteriosklerotischen Herd mit dickem elastischem Polster und in der Tiefe hyaline Veränderungen. Ob dieser arteriosklerotische Herd aber überhaupt mit der Nebennierenverpflanzung etwas zu tun hat, kann natürlich nicht gesagt werden. Veränderungen der Intima oder des Endothels, insbesondere solche, die man als entzündliche Proliferation hätte deuten können, haben wir in keinem Falle beobachtet. Auch Thrombenbildung im Gefäßsystem, die die von *Leriche* gesehenen Bilder erklären ließen, haben wir nicht entdecken können. Vielleicht werden die Versuche wegen ihrer Bedeutung nochmals von anderer Seite wiederholt, damit hier endgültige sichere Klarheit geschaffen wird. *Leriche* stützt sich jetzt bei der Therapie der Endangitis obl. auf diese Versuche und entfernt den Kranken nach dem Vorbild einiger russischer Chirurgen die eine Nebenniere. Wichtig ist es nur, bei erneuten Versuchen darauf zu achten, daß nicht Thrombosen auf Grund einer schweren Arteriosklerose übersehen werden, die dann analog unseren Ausführungen endangitische Bilder im histologischen Bild erzeugen müssen.

Wenn wir zum Schluß noch die Therapie der Endangitis obl. streifen, so möchten wir hauptsächlich auf unsere Erfahrungen mit der lumbosacralen Grenzstrangresektion eingehen. Wir haben bis heute noch keine Möglichkeit, die Ursache der Endangitis obl., sei sie durch thrombotische Arterienverschlüsse, ohne dafür verantwortliche Wandveränderungen oder durch eine frühzeitig auftretende polsterförmige, nodöse Arteriosklerose mit sekundären thrombotischen Verstopfungen hervorgerufen, auf therapeutischem Wege anzugreifen. Die Endangitis schreitet häufig trotz jeder angewandten Therapie wahllos fort. Oft treten bei einzelnen Patienten aus unbekannten Gründen lange Remissionen auf, während sie bei anderen sehr schnell fortschreitet und zum frühzeitigen Verlust der befallenen Gliedmaßen führt. Die Anzahl der therapeutischen Vorschläge, die angeblich mit Erfolg angewandt wurden, rückt die Problematik der Therapie bei dieser Erkrankung ins hellste Licht. Wir sind allem Anschein nach wohl nur in der Lage, eine symptomatische Therapie zu treiben, ohne den schicksalsmäßigen Verlauf, wenn man das einmal so ausdrücken darf, aufhalten zu können. Auffallend ist, daß von den spasmolytischen und hormonellen gefäßerweiternden Präparaten wohl nur selten ein Erfolg, der ernstlicher Kritik standhält, gesehen worden ist. Dagegen sind alle physikalischen Maßnahmen, die geeignet sind, die Durchblutung zu fördern, als wertvoll anerkannt worden. Wir weisen besonders auf die zusammenfassenden Ausführungen bezüglich der Therapie von *Lewis*, *Ratschow* und *von Hasselbach* hin. Wir möchten nochmals besonders davor warnen, eine erheblich ischämische Gliedmaße der direkten starken Wärmeeinwirkung durch Lichtbogen oder Heizkasten auszusetzen. Hierdurch kann eine Gangrän ausgelöst oder sehr erheblich beschleunigt werden. Die Anwendung einer derartigen Wärmetherapie beobachten wir immer wieder. Einen Erfolg der in letzter Zeit von einigen Autoren besonders gepriesenen Behandlung mit männlichem oder weiblichem Sexualhormon oder beiden kombiniert, haben wir in keinem Fall eindeutig beobachten können.

Weit größere Beachtung sollte man aber, als es gewöhnlich der Fall ist, den prophylaktischen, schützenden Maßnahmen bei einer ausgebrochenen Endangitis obl. schenken. Da jede kleine Verletzung, ja sogar Nageldruck an der Nagelfalz zu einem Geschwür, das sehr schlecht heilt, oder zur Auslösung einer Gangrän führen kann, so ist den Kranken eine höchstmögliche Vorsicht auch vor alltäglichen Verletzungen fest anzuraten. Ferner müssen die erkrankten Gliedmaßen vor Kälte und Nässeeinwirkungen durch gutes, nicht drückendes Schuhwerk, eventuell mit Pelz gefüttert und warmen Strümpfen und Unterzeug geschützt werden. Die entsprechenden Maßnahmen sind auch für die Hände zu ergreifen. So ausgerüstet sind die Kranken häufig im fortgeschrittenen Stadium noch in der Lage, eine leichte sitzende Arbeit zu verrichten, wofür sie ganz besonders dankbar sind.

Von den chirurgischen Maßnahmen stehen die Adventitiaabschälung, die Resektion verschlossener Arterienabschnitte und die zentrale Ausschaltung der Vasokonstriktoren durch Resektion des lumbosacralen oder cervicothorakalen Grenzstranges im Vordergrund. Die Adventitiaabschälung und die Resektion verschlossener Arterienabschnitte ist heute zugunsten der Grenzstrangresektion fast allgemein wegen ihrer Erfolglosigkeit verlassen worden. Mit der Grenzstrangresektion oder Durchschneidung der Rami communicantes sind von verschiedenen Autoren gute Resultate erzielt worden. Durch die Grenzstrangresektion werden, wie wir schon betont haben, die Vasokonstriktoren der betreffenden Extremität ausgeschaltet. Das hat zur Folge, daß eine erheblich gesteigerte Durchblutung eintritt, die nur langsam und wenig nachläßt. Es werden so die gefährlichen, die Ischämie steigernden Spasmen beseitigt oder doch erheblich gemindert. Von der Durchblutungssteigerung kann mit Recht eine Förderung und ein Ausbau des Kollateralkreislaufes erwartet werden.

Für die Durchblutungssteigerung hat *Schneider* durch Grenzstrangresektion beim Hunde einen sehr schönen experimentellen Beweis erbracht. Mit Hilfe der *Rein*schen Stromuhr fand er eine anhaltende Durchblutungssteigerung im Durchschnitt von 82%. Erst nach etwa 2 Jahren ging sie auf durchschnittlich 72% zurück. Durch Adventitiaabschälung konnte keine wesentliche Durchblutungssteigerung erzielt werden. Die Grenzstrangentfernung bei der Endangitis obl. ist im Grunde genommen eine symptomatische und keinesfalls eine kausale Therapie. Nach unseren Erfahrungen ist sie nicht in der Lage, das Fortschreiten auch nach anfänglichem Erfolg zu verhindern, wie wir noch sehen werden. Die Sympathektomie ist aber unter allen therapeutischen Maßnahmen wohl die sicherste, wenn eine Behandlung überhaupt Erfolg verspricht. Wir führen sie nicht aus bei der beginnenden Endangitis obl., da wir hier immer mit konservativen Maßnahmen zum Ziel kommen, ohne daß wir dem Patienten den schweren Eingriff zuzumuten brauchen. In vielen Fällen beseitigt sie oft schlagartig die unerträglich gewordenen Schmerzen und führt, wenn auch oft nur für einige Zeit, zu einer Besserung, die das Leben wieder erträglich macht. Bei anderen läßt die drohende Gangrän keine Wahl mehr, wenn man sich nicht von vornherein mit der Opferung der Extremität abfinden will.

Im folgenden möchten wir die Ergebnisse unserer Grenzstrangentfernungen anführen. Wir verfügen über 20 Patienten mit Sympathektomien, die bei mehreren Kranken im Laufe der Zeit auch doppelseitig vorgenommen wurde. Fast sämtliche mit Erfolg operierte Kranke konnten wir nachuntersuchen. Die Operation wird bei uns in Lumbalanästhesie ausgeführt. Wir bevorzugen für die Freilegung des Grenzstranges die von

Rieder befürwortete Methode auf retroperitonealem Wege mit einem Paramedianschnitt oder auch dem Pararectalschnitt. Wir beschränken uns nicht auf die Durchschneidung der Rami communicantes, sondern resezieren den Grenzstrang des Sympathicus möglichst entsprechend dem Ganglion lumbale 3—5 und sacrale 1—2. Todesfälle durch die Operation hatten wir nicht zu verzeichnen.

9. B., geb. 16. 3. 98. Beruf: Schneider. Frontkämpfer, 2 Jahre in Weißrußland. Keine Erfrierungen. Häufig nasse und kalte Füße. Beginn der Erkrankung 1927 i. r. Fuß. 1933 *lumbosacrale Sympathektomie.* Schmerzen nach der Operation geschwunden. Ende 1933 Schmerzen auch im linken Fuß. Konnte nicht mehr arbeiten. 1937 *lumbosacrale Sympathektomie links.* Nachlassen der Schmerzen im linken Fuß. Nach der Entlassung konnte er nur kurze Strecken gehen. Bei kaltem Wetter und auch nachts heftige Schmerzen. Bekommt vom Arzt reichlich Opiate. Nachuntersuchung Sept. 1938. Pulse: Art. tib. post. und dors. pedis bds. negativ, Poplitea und Femoralis bds. gut pulsierend zu palpieren. Völlig arbeitsunfähig. Kann eine Viertelstunde gehen. Nachts starke Schmerzen in beiden Beinen. Nicotin: Seit dem 18. Lebensjahr täglich 5—6 Zigaretten. Nach 1918 wöchentlich 50 g Tabak und Sonntags 2—3 Zigarren.

10. G., geb. 14. 2. 1900. Beruf: Schlosser. Beginn der Erkrankung 1917. 1928 an beiden Füßen Venenentzündung. 1928 Nekrose mit Verlust der 1. Phalange der 1. Zehe rechts. 1929 Exartikulation der 1. und 5. Zehe links. 1931 Exartikulation der 2. Zehe links. *1933 lumbosacrale Sympathekromie links.* Besserung der Schmerzen in beiden Füßen. Bei Kälte und nassem Wetter starke Schmerzen in beiden Füßen. 1936 Nekrose an der 4. Zehe rechts. *1935 lumbosacrale Sympathektomie rechts.* Schmerzen lassen nur für kurze Zeit nach. 1936 Nekrose der übrigen Zehen rechts und der 3. und 4. Zehe links. Absetzung der Zehen. 1938 Nekrose an beiden Fußrücken. In der Zwischenzeit fast immer Beschwerden. Mit Unterbrechung Beruf als Schlosser ausgeübt. Nachuntersuchung Nov. 1938. Pulse- Art. tib. post. und dors. ped. bds. negativ, Poplitea nicht zu palpieren. Femoralis bds. + +. Füße und Unterschenkel beiderseits blaurot. Vorfüße fühlen sich kalt an. Kann nur ganz kurze Strecken gehen. Beim Stehen nur geringe Beschwerden. Übt seinen Beruf mit Unterbrechungen noch aus (selbständiger Schlosser!). Nicotin: Seit dem 19. Lebensjahr etwa 5 Zigaretten täglich. Ab 24. Lebensjahr 10—12 Zigaretten.

11. W., geb. 26. 5. 90. Beruf: Kutscher. Beginn der Erkrankung 1926. Schmerzen im rechten Fuß. 1929 Gangrän am rechten Fuß. Amputation rechts am Oberschenkel. 1934 Schmerzen im linken Fuß. *August 1935 lumbosacrale Sympathektomie.* Schmerzen verschwunden. Konnte nach der Operation etwa 20 Min. gehen. dann Schmerzen in der Fußsohle und in der Wade. 1939 Exartikulation des 3. Fingers rechts im Grundgelenk. Nachuntersuchung: Juni 1939. Pulse: Art. tib. post. und dors. ped. negativ, Popl. negativ. Femoralis in Höhe des Leistenbandes kräftig pulsierend. Arteriographie vom l. Bein Abb. 6 und 7. An der rechten Hand Ausfall der Art. rad. und ulnaris. Erweiterung der Interossea. Kann noch 100 m ohne Pause gehen. Nicotin: Seit dem 18. Lebensjahr 10—12 Zigaretten. Später gelegentlich noch täglich 2 Zigaretten.

12. Sch., geb. 22. 10. 1900. Beruf: Schlachter. Beginn der Erkrankung Dezember 1936. Schmerzen und Schwellungen in sämtlichen Zehen rechts mit blauroter Verfärbung. Art. dors. ped. nicht zu fühlen. 21. 1. 35 *lumbosacrale Sympathektomie rechts.* 3 Wochen nach der Operation ist die Blaufärbung der Zehen verschwunden. Die Endphalange der 2. Zehe rechts stößt sich ab. 10. 4. 35 entlassen. Nachuntersuchung November 1938. Monatelang nach der Entlassung konnte er ohne Beschwerden lange Zeit gehen. September 1938 6 Wochen Militärdienst.

In der letzten Zeit schnelle Ermüdbarkeit im rechten Bein. Rechter Fuß deutlich wärmer als links. Zehen gut durchblutet. Pulse: rechts Art. tib. post. und dors. pedis negativ. Poplitea und Femoralis kräftig pulsierend. Am äußeren Knöchel zum Außenrand des Fußes hinziehend kräftig pulsierende Arterie. Links: Außer der Art. dors. pedis alle Pulse gut zu tasten.

13. N., geb. 8. 11. 84. Beruf —. Seit 1924 Schmerzen im linken Fuß. Nach einigen Jahren Amputation des linken Fußes wegen Gangrän. *April 1935 lumbosacrale Sympathektomie* rechts. Nach der Operation Besserung der Schmerzen. August 1937 außerhalb des Krankenhauses gestorben.

14. B., geb. 6. 7. 98. Beruf: Eisendreher. Beginn der Erkrankung 1918. Schmerzen und Kribbeln in beiden Füßen. 1932 Ulcus an der rechten Ferse. *Lumbosacrale Sympathektomie.* Kurz darauf Amputation des rechten Beines. 1935 Nekrose am äußeren Knöchel und am Unterschenkel links. *Sept. 1935 lumbosacrale Sympathektomie links.* 26. 10. 35 Amputation des linken Beines. Vorher am 8. 10. 35 Resektion eines 5 cm langen Stückes aus der verschlossenen Art. femoralis und tib. ant. ohne Erfolg. Bald darauf außerhalb des Krankenhauses gestorben. Starker Zigarettenraucher.

15. H., geb. 26. 11. 96. Beruf: Tischler. Beginn der Erkrankung 1919. Verschlimmerung in den folgenden Jahren. 1927 Exartikulation der 2. Zehe rechts wegen Nekrose. 1928 nach einer kleinen Verletzung Gangrän am 5. Finger rechts. Abnahme des Fingers. 1930 Exartikulation der 4. und 5. Zehe links. 1931 plötzliche Blauschwarzfärbung des linken Unterschenkels. Amputation. 1933 und 1934 Amputation des rechten Zeige- und Mittelfingers und der 4. und 5. Zehe rechts. 1935 Nekrose am 2., 3. und 5. Finger links. Bald darauf am 1., 3. und 5. Finger rechts. *Oktober 1935 lumbosacrale Sympathektomie rechts* und *cervico-thorakale rechts.* Besserung der Beschwerden am rechten Arm. Langsames Übergreifen der Nekrose von den Zehen auf den rechten Fuß. Anfang 1936 Amputation des rechten Unterschenkels.

16. R., geb. 29. 10. 99. Beruf: Maschinenwärter. Beginn der Erkrankung 1934 angeblich durch Verletzung infolge Stoßens gegen die erste Zehe rechts. Nach einem halben Jahr starke Schmerzen im Fuß und in der Wade. Pulse: Art. tib. ant. und post. beiderseits nicht zu fühlen. Rechts blaurötliche Färbung und Schwellung der 1. Zehe. 23. 3. 35 *lumbosacrale Sympathektomie rechts.* Keine Besserung. 14. 6. 35 Unterschenkelamputation rechts. Nachuntersuchung November 1938. Linker Vorfuß kalt. Blaurote Farbe des linken Fußrückens. Art. tib. ant. und post. links nicht zu fühlen. Poplitea und Femoralis pulsieren kräftig. Arbeitet als Dreher. Am linken Fuß Schmerzen nach langem Stehen. Hat in den Jahren nach 1936 sehr häufig wochenlang mit der Arbeit aussetzen müssen. Nicotin mit 19 Jahren 2—5 Zigaretten, nach einigen Jahren 10—15 pro Tag.

17. R., geb. 17. 8. 96. Beruf: Schlosser. Beginn der Erkrankung 1932. Verschlimmerung Mitte 1936 mit Schmerzen im rechten Vorfuß. Rötung und Schwellung des rechten Vorfußes mit allen Zehen. Pulse an der Art. dors. pedis. nicht zu palpieren. Sonst alle Pulse vorhanden, auch am anderen Bein. *Dezember 1936 lumbosacrale Sympathektomie* rechts. Nach der Operation gute Besserung. In der Folgezeit immer Fußbäder mit Eichenrinde genommen. Nach 10 Min. Gehen geringe Schmerzen im rechten Fuß. Nachuntersuchung Dezember 1938. Rechter Vorfuß mit atrophischer und glänzender Haut an den Zehen. Beim Herabhängen des Fußes blaurote Verfärbung der Haut des Fußrückens. Pulse: Rechts Art. tib. post und dors. pedis negativ. Puls der Poplitea und Femoralis gut zu fühlen. Links ist die Art. dors. pedis zu fühlen, während die Art. tib. post. nicht mehr pulsiert. Übt seinen Beruf als Schlosser weiter aus. Nicotin: Seit dem 20. Lebensjahr täglich 20 Zigaretten.

18. E., geb. 28. 3. 85. Beruf: Zollrat. Juli 1936 blaurote Verfärbung des rechten Fußes. An der Außenseite des rechten Unterschenkels handtellergroße

beginnende Nekrose. Nach Tibialis- und Peroneusblockade durch Anästhesie Zunahme der Temperatur des rechten Fußes um über 1⁰. Am rechten Unterschenkel keine Temperaturzunahme. 24. 7. 36 *rechtsseitige lumbosacrale Sympathektomie*. Unterschenkel und Fuß nach der Operation wärmer, aber sehr starke Schmerzen. 31. 7. 36 Amputation am Oberschenkel.

19. B., geb. 2. 5. 02. Beruf: Gelegenheitsarbeiter. 1924 weicher Schanker. 1929 Malaria in Westafrika. 1936 Entzündung am Nagelbett der ersten Zehe links. Schmerzen nach längerem Gehen im linken Fuß. Mai 1937 Adventitiaausschälung an der linken Femoralis. Keine Besserung. Ende Mai 1937 Zunahme der Nekrose an der 1. Zehe links. Temperaturzunahme nach Lumbalanästhesie am Unterschenkel um 2⁰. Die Temperatur am linken Fußrücken ist vor der Lumbalanästhesie infolge der entzündlichen Erscheinungen um 4⁰ höher. 25. 6. 37 *lumbosacrale Sympathektomie rechts*. Nach der Operation langsame Heilung des Geschwürs an der 1. Zehe rechts und Besserung der Schmerzen. Nachuntersuchung Dezember 1938. Arbeitet als Postarbeiter. Nach Gehen von einer Viertelstunde zunehmende Schmerzen im rechten Fuß. Pulse: Außer der Art. tib. post. rechts sind alle Pulse an beiden Beinen gut zu fühlen. Der rechte Fußrücken ist kälter als links. Nicotin: Bis 1930 täglich 25—30 Zigaretten, nach 1930 10—15. Verlangt bei der Untersuchung nach Morphium.

20. T., geb. 19. 12. 87. Beruf: Gartentechniker. Mit 16 Jahren Magenbluten. Seit 2 Jahren Urticaria. Seit 1935 Kältegefühl im rechten Fuß und intermittierendes Hinken. Blaurotfärbung der 5. Zehe rechts. Pulse: Art. tib. post. und dors. pedis beiderseits negativ. Die Art. poplitea beiderseits und die Art. femoralis rechts sind nicht zu fühlen. Nach Lumbalanästhesie Temperatursteigerung am rechten Fuß um 2,5⁰ und am linken Fuß um 5⁰. 7. 6. 37 *lumbosacrale Sympathektomie rechts*. Die Art. iliaca comm. rechts ist in einem derben bleistiftdicken Strang verwandelt und pulsiert nicht. Nach der Operation Besserung der Schmerzen im rechten Fuß. Kurz darauf wieder erhebliche Schmerzen, die durch tägliches Baden der Unterschenkel etwas gemindert werden. Nachuntersuchung März 1939: Kann nur ganz kurze Strecken gehen. Des Nachts heftige Schmerzen am rechten Bein. Bei Kälte werden die Finger der linken Hand blaß und sind sehr schmerzhaft. Art. rad. rechts zu fühlen.

In der Folgezeit Behandlung mit Fußbädern. Die Beschwerden im rechten Bein bessern sich. Mitte 1939 kaum noch Spontanschmerzen rechts. In dieser Zeit plötzlich starke Schmerzen im linken Fuß. Haut verfärbt sich blaurot. In waagerechter Lage wurde er blaß. Bei der Wiederaufnahme in der Klinik 1940 war auch der Puls der Art. femoralis links verschwunden. Es bestand eine Nekrose an der 2. Zehe links. 9. 2. 40 *Sympathektomie links*. Bis heute keine Besserung feststellbar. Starke Schmerzen rechts. Muß das linke Bein hängen lassen. dann Besserung der Schmerzen.

21. H., geb. 31. 10. 02. Beruf: Kaufmann. 1927 Kropfoperation. 1934 bis 1935 schnelle Ermüdbarkeit des rechten Beines und nach längerem Stehen blaue Verfärbung des Fußrückens. 8 Wochen vor der Aufnahme in das Krankenhaus plötzliche Verschlechterung. Starke Schmerzen im rechten Fuß und Bildung eines kleinen Geschwürs zwischen der 4. und 5. Zehe rechts. Puls der Art. tib. post. und der Art. dors. pedis nicht zu fühlen. Puls der Art. popl. nicht sicher. Femoralis gut zu fühlen. Temperatursteigerung nach Lumbalanästhesie am rechten Fuß um 1,5⁰. Am 16. 2. 38 *lumbosacrale Sympathektomie rechts*. Keine Besserung. Im April 1938 Amputation des rechten Unterschenkels.

22. Sch., geb. 9. 7. 79. Beruf: Tischler 1933 Schmerzen im linken Fuß, intermittierendes Hinken. 1934 Blaufärbung der Zehen links. 1934 lumbosacrale Sympathektomie links. Besserung der Beschwerden, Patient konnte wieder längere Zeit gehen. Ende 1935 Schmerzen im rechten Fuß, intermittierendes Hinken. Juni 1936 plötzliche Verschlimmerung mit Geschwürsbildung an der 1. Zehe rechts.

Röntgenologisch in den Arterien erhebliche Kalkeinlagerung zu sehen. Nach Lumbalanästhesie Zunahme der Hauttemperatur am rechten Bein um 1,5°. 3. 11. 36 *lumbosacrale Sympathektomie rechts*. Nach der Operation sofortige Besserung der Schmerzen am Fußrücken, das Geschwür schließt sich langsam. Nachuntersuchung Oktober 1938. Nach der Entlassung aus dem Krankenhaus hat Patient fast $^3/_4$ Jahr nicht laufen können wegen Schmerzen und Schwellung am rechten Fußrücken, dann Besserung. Kann heute $^1/_2$ Stunde gehen, dann Wadenkrämpfe.

23. Sch., 46 Jahre. Beruf: Amtsgerichtsrat. Seit mehreren Jahren schnelle Ermüdbarkeit des rechten Beines. Seit 1 Jahr intermittierendes Hinken. Schmerzen im rechten Fuß und zuletzt Geschwür an der 2. Zehe rechts. Art. dors. pedis und tib. post. nicht zu fühlen. Art. poplitea und femoralis gut zu fühlen. Nach Lumbalanästhesie am rechten Unterschenkel sinkt die Hauttemperatur um 2°. Röntgenologisch in den Unterschenkelgefäßen keine Kalkeinlagerung. 19. 4. 37 *lumbosacrale Sympathektomie*. Bei der Operation stellte sich die früher schon besprochene schwere Arteriosklerose der Iliaca und Hypogastrica und der Aorta heraus. Nach der Operation Besserung der Schmerzen. Die 2. Zehe muß abgesetzt werden und bald darauf mehrere Incisionen wegen einer leichten Phlegmone am Fußrücken hinzugefügt werden. Entlassung am 1. 8. 37. Incision wieder geheilt. Patient kann ohne Schmerzen längere Zeit gehen. Bis August 1938 keine Verschlechterung.

24. V., geb. 15. 11. 91. Beruf: Hafenarbeiter. Familienvorgeschichte o. B. Eigene Vorgeschichte: Mit 16 Jahren angeblich Gelenkrheumatismus des linken Fußes. 1937 nach längerem Gehen schnelle Ermüdbarkeit des rechten Beines. Brennen in der Fußsohle. Bei Kälte wurde der rechte Vorfuß weiß und gefühllos. In den folgenden Monaten Verschlimmerung der Beschwerden. Ende 1937 trat an der 5. Zehe rechts ein Geschwür auf. das nicht heilen wollte. Aufnahme am 11. 7. 1938. Behandlung mit Proviron und Perlattan. Ohne Erfolg. Nach Lumbalanästhesie Temperatursteigerung im rechten Fuß und Unterschenkel um etwa 1°. Pulse: Art. tib. post. und dors. ped. rechts negativ, Poplitea und Femoralis gut pulsierend. Rechts sind alle Pulse gut zu fühlen.

12. 8. 38 *lumbosacrale Sympathektomie*. Besserung der Durchblutung des rechten Fußes und Nachlassen der Schmerzen. Temperatursteigerung am rechten Fuß um etwa 4° und am rechten Unterschenkel um 4°. Nach Abheilung der Nekrose an der 5. Zehe rechts 15. 9. 38 gebessert entlassen. Nachuntersuchung April 1940. Rechter Fuß würde bei Kälte noch käseweiß. Pulse wie vor der Sympathektomie. Arbeitet als Speicherarbeiter. Kann den ganzen Tag stehen und gehen mit geringen Beschwerden. Nicotin: Seit dem 17. Lebensjahr täglich bis zu 10 Zigaretten. Alkohol mäßig.

25. W., geb. 28. 6. 87. Beruf: Hafenarbeiter. Familienvorgeschichte o. B. Eigene Vorgeschichte: Außer leichten Unfällen mit einem Rippenbruch und einer Gehirnerschütterung immer gesund gewesen. 1936 im Winter Schmerzen nach längerem Gehen im linken Fuß. Die Beschwerden nahmen mit der Zeit zu. Bis 1938 im Januar voll gearbeitet. Plötzlich Verschlechterung mit Rötung des Fußes und starken Schmerzen. Besonders nachts Kältegefühl im linken Fuß und kurz vor der Aufnahme heftige Schmerzen. Aufnahme am 8. 8. 1938. Livide Verfärbung des linken Fußes. Die Haut an den Zehen ist atrophisch. Nagel an der 1. Zehe links von der Unterlage abgehoben. Pulse: Art. tib. post. und dors. pedis bds. nicht zu fühlen. Poplitea neg. Art. femoralis pulsiert rechts und links kräftig. Nach Lumbalanästhesie sinkt die Hauttemperatur am linken Fuß und Unterschenkel um 1°. 26. 8. 38 *lumbosacrale Sympathektomie links*. Nach der Operation Nachlassen der heftigen Schmerzen. Kein Spontanschmerz mehr. Nach dem Aufstehen kann er nur kurze Strecken gehen, dann wieder heftige Schmerzen in der linken Wade. Nach der Entlassung weiter zu Hause Behandlung mit Fußbädern. In der Folgezeit weitere Besserung. Nur bei Kälte Schmerzen im linken Fuß. Nachuntersuchung April 1940. W. kann 200 m gehen, dann muß er wegen Schmerzen

in der linken Wade stehen bleiben. Bis heute noch nicht wieder gearbeitet. Pulse wie vor der Sympathektomie. Nicotin Täglich seit dem 23. Lebensjahr bis zu 8 Zigaretten. Zeitweise nur wenig Kautabak oder ab und an eine Zigarre. Alkohol: Nur sonntags mitunter 2—3 Glas Bier.

26. W., geb. 21. 2. 99. Beruf: Lehrer. Familienvorgeschichte o. B. Eigene Vorgeschichte: Als Kind Masern und Keuchhusten. 1920 bemerkte W. Kältegefühl im rechten Bein. 1925 auch Kältegefühl im linken Fuß. 1935 Amputation des linken Beines wegen einer Gangrän am Fuß. 1938 Verschlimmerung der Beschwerden im rechten Bein. Starke Schmerzen in der ersten Zehe rechts, Eiterung im Nagelbett. Aufnahme 25. 1. 39. Rechter Fußrücken blaß. Eiterung im Nagelbett der 1. Zehe. Art. dors. ped. und tib. post. nicht zu fühlen. Poplitea nicht sicher pulsierend. Femoralis pulsiert kräftig. Steigerung der Hauttemperatur nach Lumbalanästhesie am rechten Fuß und Unterschenkel um 2,5⁰. 31. 1. 39 *lumbosacrale Sympathektomie.* Die Schmerzen im rechten Fuß sind nach der Operation wesentlich gebessert. 26. 4. 39 Entlassung. Am 18. 5. 39 Wiederaufnahme. Die Art. femoralis pulsiert jetzt nicht mehr. Arteriographie siehe Abb. 12 und 13. Rechte 1. Zehe stark geschwollen und gerötet. Sehr starke Schmerzen. 20. 5. 39 Exartikulation der 1. Zehe im Grundgelenk. Die Wunde schließt sich unter Fußbädern sehr langsam. Entlassung am 5. 8. 39.

Bei der Zusammenfassung unserer Ergebnisse schicken wir voraus, daß wir die Sympathektomie nicht ausgeführt haben, wenn schon eine ausgedehnte Gangrän ausgebrochen war. Bei ihrem Eintritt ist die Operation erfahrungsgemäß erfolglos und quoad vitam kontraindiziert. Operiert haben wir selbstverständlich, auch wenn umschriebene Nekrosen oder nichtheilenwollende kleine Ulcera vorhanden waren. 26 lumbosacrale Grenzstrangresektionen und 1 cervicothorakale wurden bei Endangitiskranken ausgeführt. Dreimal wurde eine Grenzstrangresektion bei nachgewiesener Mediaverkalkung vorgenommen. Es handelt sich um den Fall 22 und 23. Beim Fall 22 haben wir die rechtsseitige Sympathektomie auf dringenden Wunsch des Kranken gemacht, da sie auf der linken Seite früher mit Erfolg ausgeführt worden war. Beim Fall 23 stellte sich bei der Operation der schon früher erwähnte Befund mit einer schweren Arteriosklerose der Arteria iliaca und Aorta bei einem klinisch für die Endangitis obl. typischen Krankheitsverlauf und Befund heraus. 2 Operationen war ein deutlicher Erfolg beschieden. Bei 26 Sympathektomien an Endangitiskranken (die Sympathektomie wegen eines Stumpfgeschwüres beim Fall 1 des pathologischen Teiles haben wir nicht eingerechnet) war uns 9mal ein Mißerfolg beschieden (34,6%). Es mußte bald nach der Operation wegen einer mehr oder weniger schnell fortschreitenden Gangrän amputiert werden. Uns fiel auf, daß sich oft in den ersten Tagen nach der Operation eine Besserung der Durchblutung und ein Nachlassen der Ruheschmerzen zeigten, dann aber bei einigen sich eine schnell fortschreitende Gangrän entwickelte. Es ist schwer, die übrigen Erfolgsziffern zusammenzufassen. Sie können am besten in den Befunden nachgelesen werden. Man könnte aber sagen, daß nach 8 Sympathektomien eine 1—3 Jahre anhaltende Besserung eintrat (30,8%). Erst nach dieser Zeit machte sich ein Fortschreiten oder eine

Verschlechterung wieder bemerkbar. Außer bei 1 Patienten konnte aber die Extremität erhalten werden. Bei 4 Patienten trat ein guter bis sehr guter Erfolg ein (15,4%). Beim Fall 12 liegt die Operation bei der Nachuntersuchung fast 4 Jahre, beim Fall 17 2 Jahre, beim Fall 19 $1^1/_2$ Jahre und beim Fall 24 ebenfalls $1^1/_2$ Jahre zurück. Bei 5 Fällen war nur eine geringfügige oder keine Besserung festzustellen (19,2%).

Aus den Nachuntersuchungen ergibt sich, daß es sich bei den guten anhaltenden Resultaten um Patienten gehandelt hat, die in einem frühen Stadium operiert wurden. Beim Fall 12 waren die Pulse in der Arteria tib. ant. und post. nicht zu fühlen. Es hatte sich aber ein starker Ast, anscheinend der Arteria peronea erweitert, der an der Außenseite des Fußes am Sprunggelenk zu fühlen war. Beim Fall 17 war ebenfalls die Arteria tib. ant. und post. nicht zu fühlen. Die Art. popl. und femoralis pulsierten aber kräftig. Ähnliche Verhältnisse lagen auch bei den 2 anderen Patienten vor. Es scheint die Erkrankung auch für diese Zeit zum Stillstand gekommen zu sein. Allerdings darf man nicht ohne weiteres annehmen, daß die Sympathektomie die Erkrankung aufgehalten hat. Wir sehen ja auch bei anderen Patienten, die nicht operiert worden sind, jahrelange Remissionen auftreten. Sicher kann man aber sagen, daß die Sympathektomie in diesen Fällen eine wesentlich bessere Durchblutung hervorgerufen hat. Es besteht die Möglichkeit, daß die Besserung der Ischämie und die damit einhergehende Beseitigung der durch diese allein hervorgerufenen Entzündungserscheinungen doch einen günstigen Einfluß auf den Verlauf der Erkrankung ausübt. Wir beobachteten öfter, daß bei sympathektomierten Kranken unter Kälteeinwirkung die Haut des betreffenden Fußes erheblich wärmer blieb als auf der nichtoperierten Seite. Es scheint uns doch sehr wichtig zu sein, daß man durch die Grenzstrangresektion eine Ausschaltung oder besser eine erhebliche Einschränkung der durch verschiedene Reize, insbesondere Kältereize, hervorgerufenen Gefäßspasmen erreichen und so doch vielleicht das Fortschreiten der Erkrankung beeinflussen kann. Jede Zunahme der Ischämie ruft verstärkte Entzündungserscheinungen hervor, die keineswegs als unwesentlich für die Erkrankung angesehen werden dürfen. Bei einigen Kranken war erst lange Zeit nach der Operation eine Besserung zu verzeichnen. Während dieser Zeit wurde die Extremität konsequent physikalisch weiterbehandelt. Welchem Anteil der Behandlung nun der Erfolg zuzusprechen ist, möchten wir nicht entscheiden.

Vergleicht man unsere Ergebnisse mit denen anderer Autoren, so haben wir wesentlich schlechtere Resultate zu verzeichnen. Wir haben auch Mißerfolge gehabt, wenn eine Steigerung der Hauttemperatur nach Lumbalanästhesie von 1—2, ja sogar einmal von 5^0 verzeichnet wurde. Wir möchten aber betonen, daß wir aus den oben angeführten Gründen nicht die Patienten mit einer beginnenden Endangitis obl. und geringfügigen Verschlüssen zur Operation ausgesucht haben. Auch haben unsere

Patienten eine wirkliche Endangitis obl. gehabt mit Verschlüssen meist mehrerer Arterienabschnitte an den befallenen Gliedmaßen. Mitunter liest man in der Literatur die Mitteilung von Fällen, bei denen alle Pulse zu fühlen waren und die peripheren nur schwach gewesen seien. Das dürfte noch kein Beweis für eine Endangitis obl. sein.

Rieder konnte bei 9 Endangitiskranken in 7 Fällen, wie er schreibt, die drohende Gangrän beseitigen, die befallenen Gliedmaßen erhalten und eine zum Teil mehrjährige Symptomfreiheit erzielen. Symptomfreiheit haben wir durch die Sympathektomie nicht erzielen können, die verschlossenen Arterienstrecken blieben undurchgängig. *Leriche* hat die Eregbnisse von 48 Sympathektomien bekannt gegeben. Bei 9 Fällen = 18,8% erlebte er Mißerfolge, bei 3 Fällen = 6,3% eine vorübergehende Besserung. Einen guten Erfolg stellte er bei 1 Fall = 2,1% für mehr als 1 Jahr, für 9 Fälle weniger als 1 Jahr (18,8%) fest. Einen sehr guten Erfolg sah er bei 11 Fällen = 22,9% für mehr als 1 Jahr, für 4 Fälle = 18,3% für weniger als 1 Jahr. 9 Fälle konnten nicht nachuntersucht werden = 18,8% und 2 Fälle starben = 4,2%. Die Angabe der Zeit für die erfolgte Besserung ist durch den Nachuntersuchungstermin bestimmt. *Filatov* stellte eine Sammelstatistik aus der Literatur zusammen und fügte seine eigenen Fälle hinzu. Danach ergab sich für 379 Fälle ein positives Resultat bei 362 Patienten = 80% und ein negatives bei 76 Patienten = 20%. 15 Patienten starben = 4%. Von 14 Patienten gab *Filator* ein Dauerresultat nach Ablauf eines Jahres bekannt. Ein gutes Dauerresultat fand er bei 9 Kranken. In 2 Fällen traten nach 1—2 Jahren erneut Beschwerden auf. Bei den übrigen 3 Fällen stellten sich Beschwerden nach 6 Monaten bzw. 2 und 3 Jahren nach der Operation wieder ein *Adson* und *Brown* sahen nach 104 Sympathektomien 87 Besserungen. Nach *Diez* blieben von 153 lumbal „Ganglicktomierten" 55% rezidivfrei von 1 bis zu 10 Jahren. *Telford* verfügte über 48 Fälle. 6 starben, bei 10 blieb der Erfolg versagt, bei 7 erzielte er ein gutes Ergebnis und bei 25 ein sehr gutes. *Denk* sagt, daß man erst von Dauererfolgen bei der Endangitis obl. sprechen kann, wenn die Besserung über 2 Winter anhält. Nach *v. Hasselbach* mußten von *Scuphams* in 58% erfolgreich operierten Kranken 89%, die zunächst ein günstiges Ergebnis zeigten, nachträglich noch amputiert werden.

Wir glauben nicht, daß sich, wie *Rieder* annimmt, ein 70%iger Erfolg durch die Sympathektomie erreichen läßt, wenn die Kranken unter typischen Raynaud-artigen Erscheinungen leiden und die Hauttemperatur nach der Lumbalanästhesie um 2—3⁰ ansteigt. Wir möchten aber auch nicht auf die lumbosacrale Grenzstrangresektion verzichten, wenn die Hauttemperatur nach der Lumbalanästhesie nur etwa um 1⁰ steigt. Wir haben, wie aus den Befunden hervorgeht, auch dann noch ganz ansehnliche Erfolge zu verzeichnen gehabt. Die Temperatursteigerung nach der Lumbalanästhesie ist nur ein relativ verwertbarer Maßstab

für die Operationsindikation. Es ist wohl sicher, daß der Erfolg oder
Mißerfolg weitgehend davon bestimmt wird, ob wir frühzeitig oder erst
später, wenn schon mehrere höhere Arterienabschnitte verschlossen sind,
operieren. Bei soweit fortgeschrittenen Verschlüssen kann auch durch
die Sympathektomie nur im Ausnahmefall eine wesentliche Besserung
erwartet werden. Wir haben vor allem trotz der Sympathektomie nicht
auf eine intensive und konsequente physikalische Therapie verzichtet.
Wir glauben, daß sie in vielen Fällen mit dazu beigetragen hat, oft allerdings erst nach längerer Zeit, wenigstens eine so weitgehende Besserung
der Durchblutung herbeizuführen, daß die in Ruhe auftretenden Schmerzen verschwanden und die Gliedmaße, zwar im Gebrauch sehr ein-
geschränkt, erhalten blieb.

Zum Schluß möchten wir noch ganz besonders betonen, daß mit
allen Mitteln die Frühdiagnose der Endangitis obl. angestrebt werden
muß. Die Diagnose muß möglichst durch die Arteriographie mit einem
unschädlichen Mittel, das wir heute im Trijodstearinäthylester besitzen,
mit Feststellung des Sitzes und der Ausdehnung der Verschlüsse sichergestellt werden. Wir glauben, daß in Zukunft die Erfolgszahlen der
einzelnen Autoren nach der Sympathektomie nicht zu vergleichen sind,
wenn nicht gesagt werden kann, in welchem Umfang die großen Arterienstrecken verschlossen waren. Insbesondere läßt sich erst dann der Erfolg
oder Mißerfolg der lumbosacralen Sympathektomie und der konservativen Behandlung miteinander vergleichen. Es werden sich dann noch
sicherere Punkte für die Operationsindikation ergeben als wir sie heute
besitzen.

Wenn man die Erwägungen, die wir hinsichtlich der verschiedenen
Pathogenese und Entstehungsursache des Krankheitsbildes der Endangitis obl. bei den ersten 2 Gruppen ausgeführt haben, in Betracht zieht,
so wird man sehr skeptisch bezüglich der therapeutischen Beeinflussungs-
möglichkeit der Krankheitsfaktoren, die das Fortschreiten der Endangitis
bedingen. Erfolgreich können wir aber eine symptomatische Therapie
treiben. Oft ist die konservative Behandlung von Erfolg gekrönt. Aber
auch die Grenzstrangresektion hat sich einen dauernden Platz in der Behandlung der Endangitis obl. gesichert. Sie hat nachweislich in vielen
Fällen schöne Erfolge zu verzeichnen, wenn man ihre Erfolgsziffern auch
nicht überschätzen darf, was im Anfang wohl nicht zu vermeiden war.

Schrifttum.

Ackerknecht u. *Krause:* Handbuch der speziellen pathologischen Anatomie der
Haustiere, Bd. V. — *Adson* u. *Brown:* Ref. Z.org. Chir. **60** (1933). — *Baumgarten:*
Zit. nach *Jores.* — *Borchard:* Dtsch. Z. Chir. **44** (1897). — *Braeucker:* Arch. klin.
Chir. **173** (1932). — *Buerger:* Mitt. Grenzgeb. Med. u. Chir. **21** (1910). — The Cir-
culatory disturbances of the Extremities. Philadelphia: W. B. Saunders Comp.

1924. Ref. Z.org. Chir. 1940. — *Büttner:* Arch. klin. Chir. 173 (1932). — *Bunge:* Arch. klin. Chir. 62 (1900); 63 (1901). — *Burow:* Berl. klin. Wschr. 1883. — Arch. path. Anat. 38 (1867). — *Ceelen:* Arch. klin. Chir. 173 (1932). — Dtsch. Z. Chir. 234 (1931). — *Cserna:* Kongr. inn. Med. 1930. — *Denecke:* Arch. klin. Chir. 177 (1933). — Zbl. Chir. 1938. — *Denk:* Wien. klin. Wschr. 1937. — *Dietrich:* Aussprache zu *Dürk.* — *Diez:* Ref. Z.org. Chir. 54 u. 56 (1931 u. 1932). — *Dürk:* Verh. dtsch. path. Ges. 1930. — *Egorov:* Ref. Z.org. Chir. 37 (1927). — *Filatov:* Dtsch. Z. Chir. 244 (1935). — *Foerster* u. *Guttmann:* Arch. f. Psychiatr. 100 (1933). — *Fontaine:* J. int. Chir. 1937. — *Goecke:* Arch. path. Anat. 266 (1927). — *Gruber:* Verh. dtsch. path. Ges. 1929. — Beitr. path. Anat. 84 (1930). — Z. Kreislaufforsch. 23 (1931). — *Hallenberger:* Arch. klin. Chir. 87 (1906). — *Handwerk:* Münch. med. Wschr. 1928. — *Hanser:* Beitr. klin. Chir. 159 (1934). — *Hasselbach, v.:* Die Endangitis obl. (Schriftenreihe Arbeit und Gesundheit). Leipzig: Georg Thieme 1939. — *Hönig:* Dtsch. Arch. klin. Med. 180 (1937). — *Jäger:* Arch. path. Anat. 284 (1932); 288 (1933). — *Jaesche:* Arch. klin. Chir. 6 (1865). — *Jores:* Handbuch der speziellen pathologischen Anatomie und Histologie. — *Klostermeyer:* Beitr. klin. Chir. 170 (1939). — *Krampf:* Dtsch. Z. Chir. 174 (1922). — *Kroetz:* J. int. Chir. 1937. — *Lariviere:* Zit. nach *v. Hasselbach.* — *Lenner:* Chirurg 1938. — *Leriche* u. *Fontaine:* Arch. klin. Chir. 186 (1936). — *Leriche* et *Froehlich:* Mem. Acad Chir. 1936. — *Lewis:* Gefäßstörungen der Gliedmaßen. Leipzig 1938. — *Linden, von der:* J. belge Radiol. 26 (1937). — *Lindenberg* u. *Spatz:* Arch. path. Anat. 305 (1939). — *Nordmann* u. *Reuys:* Z. Kreislaufforsch. 21 (1929). — *Norpoth:* Münch. med. Wschr. 1932. — *Oberniedermayr:* Zbl. Chir. 1930. — *Oppel:* Arch. klin. Chir. 149 (1928). Ref. Z.org. Chir. 57 (1932). — *Pyro:* Z. Kreislaufforsch. 28 (1936). — *Ratschow:* Erg. inn. Med. 48 (1935). — Die peripheren Durchblutungsstörungen. Dresden 1939. — *Redwitz, v.:* Dtsch. Z. Chir. 234 (1931). — *Riedel:* Zbl. Chir. 1888. — *Rieder:* Arch. klin. Chir. 158 (1930); 172 (1932). — Zbl. Chir. 1939. — *Schneider:* Beitr. klin. Chir. 166 (1937); 167 (1938). — *Schum:* Arch. klin. Chir. 173 (1932). — Beitr. klin. Chir. 146 (1939). — *Scupham:* Ref. Z.org. Chir. 81 (1937) und zit. nach *v. Hasselbach.* — *Sgalitzer, Demel* u. *Kollert:* Mitt. Grenzgeb. Med. u. Chir. 42 (1931). — Beitr. klin. Chir. 152 (1931). — *Skegg:* Schmitz Jb. 1851. — *Sorgo:* Zbl. Neurochir. 1939. — *Spatz:* Dtsch. Z. Nervenheilk. 136 (1935). — *Sponheimer:* Beitr. path. Anat. 83 (1929). — *Staemmler:* Arch. Kreislaufforsch. 3 (1938). — *Stapf:* Arch. klin. Chir. 158 (1930). — *Stradin:* Dtsch. Z. Chir. 194 (1926). — *Sumikava:* Beitr. path. Anat. 34 (1903). — Arch. path. Anat. 196 (1909). — *Sunder-Plassmann:* Dtsch. Z. Chir. 251 (1938). — *Telford:* Ref. Z.org. Chir. 62 u. 74 (1933 u. 1935). — *Thoma:* Arch. path. Anat. 95 (1884). — *Weiss:* Dtsch. Z. Chir. 40 (1895). — *Wiese:* Frankf. Z. Path. 49 (1936). — *Winiwarter:* Arch. klin. Chir. 23 (1879). — *Zoege v. Manteuffel:* Arch. klin. Chir. 42 (1891); 45 (1893). — Verh. dtsch. Ges. Chir. 20 (1891).

Aufnahmebedingungen.

I. Sachliche Anforderungen.

1. Der Inhalt der Arbeit muß dem Gebiet der Zeitschrift angehören.

2. Die Arbeit muß wissenschaftlich wertvoll sein und Neues bringen. Bloße Bestätigungen bereits anerkannter Befunde können, wenn überhaupt, nur in kürzester Form aufgenommen werden. Dasselbe gilt von Versuchen und Beobachtungen, die ein positives Resultat nicht ergeben haben. Arbeiten rein referierenden Inhalts werden abgelehnt, vorläufige Mitteilungen nur ausnahmsweise aufgenommen. Polemiken sind zu vermeiden, kurze Richtigstellung der Tatbestände ist zulässig. Aufsätze spekulativen Inhalts sind nur dann geeignet, wenn sie durch neue Gesichtspunkte die Forschung anregen.

II. Formelle Anforderungen.

1. Das Manuskript muß leicht leserlich geschrieben sein. Die Abbildungsvorlagen sind auf besonderen Blättern einzuliefern. Diktierte Arbeiten bedürfen der stilistischen Durcharbeitung zwecks Vermeidung von weitschweifiger und unsorgfältiger Darstellung. Absätze sind nur zulässig, wenn sie neue Gedankengänge bezeichnen.

2. Die Arbeiten müssen *kurz* und in gutem Deutsch geschrieben sein. Ausführliche historische Einleitungen sind zu vermeiden. Die Fragestellung kann durch wenige Sätze klargelegt werden. Der Anschluß an frühere Behandlungen des Themas ist durch Hinweis auf die letzten Literaturzusammenstellungen (in Monographien, „Ergebnissen", Handbüchern) herzustellen.

3. Der Weg, auf dem die Resultate gewonnen wurden, muß klar erkennbar sein, jedoch hat eine ausführliche Darstellung der Methodik nur dann Wert, wenn sie wesentlich Neues enthält.

4. Jeder Arbeit ist eine kurze Zusammenstellung (höchstens 1 Seite) der wesentlichen Ergebnisse anzufügen, hingegen können besondere Inhaltsverzeichnisse für einzelne Arbeiten nicht abgedruckt werden.

5. Von jeder Versuchsart bzw. jedem Tatsachenbestand ist in der Regel nur *ein* Protokoll (Krankengeschichte, Sektionsbericht, Versuch) im Telegrammstil als Beispiel in knappster Form mitzuteilen. Das übrige Beweismaterial kann im Text oder, wenn dies nicht zu umgehen ist, in Tabellenform gebracht werden; dabei müssen aber umfangreiche tabellarische Zusammenstellungen unbedingt vermieden werden [1].

6. Die Abbildungen sind auf das Notwendigste zu beschränken. Entscheidend für die Frage, ob Bild oder Text, ist im Zweifelsfall die Platzersparnis. Kurze, aber erschöpfende Figurenunterschrift erübrigt nochmalige Beschreibung im Text. Für jede Versuchsart, jede Krankenbeschreibung, jedes Präparat ist nur *ein* gleichartiges Bild, Kurve u. ä. zulässig. Unzulässig ist die *doppelte* Darstellung in Tabelle *und* Kurve. *Farbige* Bilder können nur in seltenen Ausnahmefällen Aufnahme finden, auch wenn sie wichtig sind. Didaktische Gesichtspunkte bleiben hierbei außer Betracht, da die Aufsätze in den Archiven nicht von Anfängern gelesen werden.

7. Literaturangaben, die nur im Text berücksichtigte Arbeiten enthalten dürfen, erfolgen ohne Titel der Arbeit nur mit Band-, Seiten-, Jahreszahl. Titelangabe nur bei Büchern.

---

[1] Es wird empfohlen, durch eine Fußnote darauf hinzuweisen, in welchem Institut das gesamte Beweismaterial eingesehen oder angefordert werden kann.